中华医学健康科普工程

中华医学会男科学分会男性健康系列科普丛书

# 男性健康，从“娃娃”抓起

## ——18岁前的“男”言之隐

总主编　邓春华　商学军

主　编　谢起根　邓春华

中華醫學電子音像出版社
CHINESE MEDICAL MULTIMEDIA PRESS

北　京

图书在版编目（CIP）数据

男性健康，从“娃娃”抓起：18 岁前的“男”言之隐 / 谢起根，邓春华主编．—北京：中华医学电子音像出版社，2023.4
（中华医学会男科学分会男性健康系列科普丛书 / 邓春华，商学军主编）
ISBN 978-7-83005-366-6

Ⅰ．①男… Ⅱ．①谢… ②邓… Ⅲ．①小儿疾病-男性生殖器疾病-诊疗 Ⅳ．①R726.97

中国国家版本馆 CIP 数据核字（2023）第 059040 号

男性健康，从“娃娃”抓起——18 岁前的“男”言之隐
NANXING JIANKANG，CONG “WAWA” ZHUAQI：18 SUI QIAN DE “NAN” YAN ZHIYIN

---

**主　　编：** 谢起根　邓春华
**策划编辑：** 刘圣洁
**责任编辑：** 赵文羽
**校　　对：** 龚利霞
**责任印刷：** 李振坤
**出版发行：** 中華醫學電子音像出版社
**通信地址：** 北京市西城区东河沿街 69 号中华医学会 610 室
**邮　　编：** 100052
**E-mail：** cma-cmc@cma.org.cn
**购书热线：** 010-51322635
**经　　销：** 新华书店
**印　　刷：** 廊坊市祥丰印刷有限公司
**开　　本：** 850mm×1168mm　1/32
**印　　张：** 5.25
**字　　数：** 120 千字
**版　　次：** 2023 年 4 月第 1 版　　2023 年 4 月第 1 次印刷
**定　　价：** 36.00 元

---

# 内容提要

本书为《中华医学会男科学分会男性健康系列科普丛书》之一，由中华医学会男科学分会组织多位临床经验丰富的男科专家对临床上儿童男科相关疾病方面的常见问题进行梳理，重点介绍了儿童男科疾病如包皮相关疾病、阴茎疾病、睾丸疾病、性发育异常、精索静脉曲张及遗精等的病因、危害、自我检测、诊断、治疗和预防等内容，选取具有代表性的问题，结合笔者的临床经验，以问答的形式为读者进行科学的解答。本书编写视角新颖，科学性、权威性、实用性强，适合广大关心男性健康，尤其是儿童男科问题的读者阅读。

# 编 委 会

**总主编**

邓春华　中山大学附属第一医院

商学军　东部战区总医院

**主　编**

谢起根　中山大学附属第一医院

邓春华　中山大学附属第一医院

**副主编**

高　勇　中山大学附属第一医院

徐　哲　中山大学附属第一医院

万　子　中山大学附属第一医院

张亚东　中山大学附属第一医院

**编　委**（按姓氏笔画排序）

万　子　中山大学附属第一医院

邓春华　中山大学附属第一医院

李湘平　中山大学附属第一医院

张亚东　中山大学附属第一医院

陈　民　中山大学附属第一医院

徐　哲　中山大学附属第一医院
高　勇　中山大学附属第一医院
谢起根　中山大学附属第一医院

# 前　　言

男性生殖系统的正常形态和功能是男性健康的基础。成年前（儿童期）因各种原因损害生殖系统形态及功能是成年后男性健康问题的根源，也就是说，男性健康问题的根源在儿童期，只有“从娃娃抓起”，管理男性健康，才能避免成年后的“男”言之隐。儿童是一个家庭乃至国家的未来，关注儿童健康问题已成共识，但儿童男性健康问题常被忽视。笔者长期从事儿童男科疾病的诊疗，发现儿童男科问题有以下四大特征。

## 一、儿童男科疾病十分常见

儿童男科疾病涉及面广，除常见的生殖系统畸形外，炎症、外伤、肿瘤亦不少见；此外，儿童生理卫生和性心理问题也十分常见。《包茎和包皮过长相关疾病中国专家共识》指出，“国内一项青少年包皮过长和包茎流行病学调查发现，包皮过长的比例为 67.79%，包茎的比例为 10.09%”。《隐睾诊疗专家共识》指出，“隐睾在足月男婴 1 岁时的发病率为 1.0%~4.6%，早产儿隐睾的发病率明显升高；出生体重<1500 g的极低出生体重儿，其隐睾的发生率高达60%~70%”。除此之外，尿道下裂、小阴茎、睾丸发育不全亦是常见的生殖系统发育异常或畸形。此外，由于畸形或发育问题，儿童发生睾丸附件炎和睾丸扭转的概率较成年人更高；由于好动，儿童发生生殖器损伤的概率也高于成年人；儿童期也是睾丸肿瘤、鞘膜积液、精索静脉曲张等男科疾病的高发期。因此，儿童男科疾病十分常见。

## 二、儿童男科疾病持续影响男性健康

成年后的不育、性功能障碍及老年男性健康问题均与儿童男科疾病密切相关。儿童男科疾病不但影响儿童阶段的身心健康，而且常常影响男孩的生长发育及成年后的身心健康，甚至影响其未来的婚育状况，应引起高度重视。

生殖系统先天发育畸形和功能障碍是男性不育的重要原因之一，其在胎儿期、婴幼儿期发病，如不及时治疗而任其发展，错过治疗时机，成年后的男性健康问题将难以避免且无法挽救。

隐睾患儿如不手术，将影响睾丸发育，导致睾丸萎缩；即使已行睾丸下降固定术，后期仍有睾丸继续萎缩的可能。

尿道下裂患儿如不手术，可导致排尿异常、勃起疼痛，影响成年后排精、性与生殖功能，即使完成尿道下裂修复手术，后期仍可能发生排尿不畅、阴茎下曲等并发症，这些并发症会影响成年后性与生殖功能。

由各种基因突变或环境因素造成的睾丸发育不全，直接影响患儿性发育和性心理的正确形成，可导致成年后性功能障碍和不育。

包茎、包皮过长看似小问题，但其不仅会导致儿童期反复发作阴茎头包皮炎、包皮垢形成、包皮口瘢痕狭窄，亦可导致成年后性交疼痛、包皮撕裂出血，诱发阴茎癌，造成性伴侣生殖道感染和子宫颈癌，故也需从小重视。

青少年精索静脉曲张可导致睾丸和附睾血液回流不畅、阴囊温度升高、毒性物质堆积，早期影响睾丸发育，远期可能导致精液质量下降、性功能障碍和不育。

睾丸扭转、外伤、炎症和肿瘤亦可直接损害睾丸，严重者可导致睾丸功能衰竭，影响性与生殖功能，需及时合理诊治。

因此，从“娃娃抓起”，重视儿童男科疾病的防治和卫生保健是男性健康管理的重要策略，也是男人一辈子“性福”健康的基础。

### 三、儿童男科疾病在儿童期治疗效果较好

儿童男科疾病的发病期在胎儿及儿童期，理应在儿童期得到及时治疗。及早治疗对儿童的身心发展影响小，若等到成年后再治疗，往往已失去最佳的治疗时机。隐睾患

者如果在婴幼儿期治疗，将睾丸降至阴囊，其睾丸多可正常发育，不会影响成年后性与生殖功能。小阴茎患者如在青春期前查明病因，及时补充雄激素，其阴茎发育有望达到正常水平；如错过治疗时机，可能导致患者自卑，影响其婚育。对于性发育异常患者，早期进行正确的性别认定，有助于其形成良好的社会适应能力。睾丸扭转、外伤、炎症、肿瘤如能尽早治疗，保留睾丸的概率也会明显提高。因此，为了男孩的将来，儿童男科疾病应尽早妥善治疗！

**四、家长和基层医生易忽视**

由于患儿年幼，主诉不清，缺乏相关卫生知识，或因害羞而难以启齿，容易延误诊治。严重的畸形、肿瘤、炎症和外伤等疾病尚能较早引起患儿家长注意，但仍有部分疾病，如包皮相关疾病、生殖系统发育不良、青少年性卫生和心理健康等问题常被家长忽视。

目前，中国的父母普遍缺乏儿童男科相关的疾病和保健知识，对儿童男科疾病充满困惑和疑问。同时，由于儿童男科疾病较为复杂，从事该类疾病诊治和研究的医生不多，且多集中在大型医疗中心，基层医生普遍缺乏相关知识，不合理的诊疗并不罕见。因此，儿童男科疾病的科普工作还有待加强。

鉴于此，笔者总结临床中遇到的常见问题，并进行归纳整理，以问答的形式编写此科普书，希望对患者及基层医生有所助益。本书根据发病部位分为6个章节，读者可根据自己遇到的问题进行搜索阅读。本书的编写获得中山大学附属第一医院男科专家邓春华、高勇教授的全程指导及修改，契合了邓春华教授“全生命周期管理男性健康”的理念，同时也感谢小儿外科同仁、中华医学会及中华医学电子音像出版社的大力支持。

谢起根　邓春华　徐　哲

2022年12月

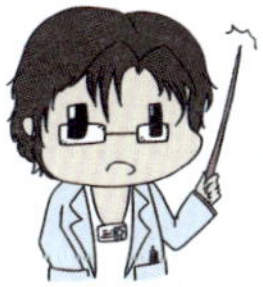

# 目 录

第1章

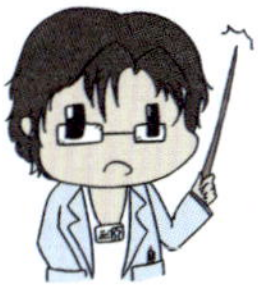

# 小包皮惹出大问题

## 一、包茎和包皮过长
## ——引发七大问题

### 1 包茎和包皮过长有何不同?

**问题 1:**

我儿子 3 岁多，包皮口很小，包皮不能翻开，阴茎头露不出来，这是包茎吗?

**问题 2:**

我儿子 14 岁了，包皮可以翻开，但自然状态下看着包皮很长，勃起时包皮还会盖住一部分阴茎头，这属于包茎吗?

回答：

包茎和包皮过长（图 1），从字面上看似乎很好理解，但仍有不少家长对两者概念不清，造成误解。

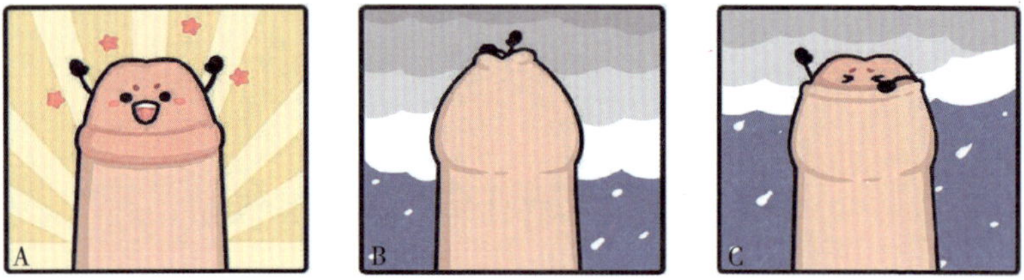


**图 1　包茎和包皮过长示意图**

注：A. 正常；B. 包茎；C. 包皮过长。

包茎是指包皮口狭窄，导致后翻包皮困难，不能露出阴茎头。包茎非常常见，可分为生理性包茎和病理性包茎。

生理性包茎又称先天性包茎，几乎可见于所有新生儿，是一种正常的生理现象（图 2A）。生理性包茎是胎儿在发育过程中，包皮内板与阴茎头相互融合所致。出生后，在雄激素、上皮细胞角化、阴茎生长发育、包皮垢堆积及阴茎间断性勃起等因素的作用下，包皮可逐渐扩张、分离，包茎可自然消失。

病理性包茎又称后天性包茎，主要是由于阴茎头包皮炎反复发作，包皮口瘢痕形成，导致包皮口狭小增厚，最终形成病理性包茎。此外，用力拉伸或外伤导致包皮损伤，形成包皮瘢痕狭窄，也会导致病理性包茎（图 2B）。病理性包茎难以自愈，也难以通过自翻包皮好转，需要手术治疗。患儿 1 即是包茎。

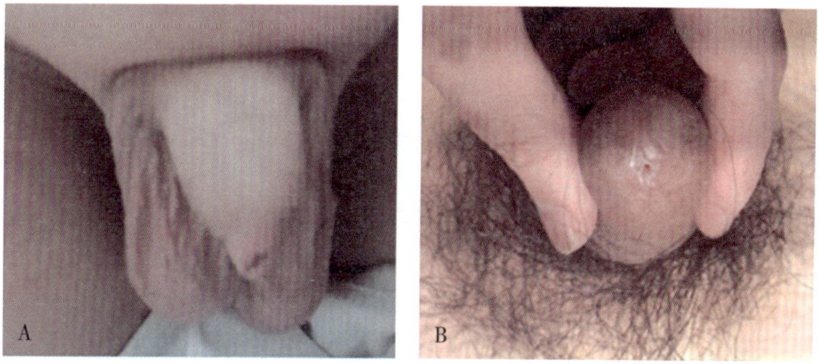


**图 2　包茎**

注：A. 生理性包茎，包皮外口狭小，但无慢性炎症及瘢痕；B. 病理性包茎，包皮口因慢性炎症形成瘢痕狭窄。

包皮过长是指阴茎皮肤覆盖全部阴茎头和尿道口，使阴茎头无法完全外露，但可以上翻。包皮过长可分为真性包皮过长和假性包皮过长。真性包皮过长是指阴茎勃起后阴茎头仍不能完全外露，假性包皮过长是指阴茎头平时不能完全外露，但在阴茎勃起后阴茎头可以完全外露。患儿 2 即是包皮过长。

包茎和包皮过长常常同时存在。事实上，多数包茎患者的包皮也相对过长；包皮过长患者如反复出现感染也会导致包茎。

包皮过长患儿如果没有并发症，定期翻开清洗即可；如果出现反复感染、继发病理性包茎，应考虑手术。生理性包茎多无须治疗，待其自愈即可；病理性包茎则需手术治疗。

（谢起根　中山大学附属第一医院）



## 2 男孩包茎和包皮过长可引发哪些问题？

**问题 1：**

我儿子 3 岁多，有包茎，包皮不能翻开。最近多次出现包皮红肿、尿道口流脓，这是包茎引起的吗?

**问题 2：**

我儿子 14 岁，包皮口狭窄，完全无法翻开，包皮经常发炎。包皮发炎与包皮口狭窄有关吗?

**问题 3：**

我儿子 2 岁多，包皮口很小且翻不开，无意间发现包皮里面有结节，透过包皮似乎可看到白色块状物，这是怎么回事?

**问题 4：**

我儿子 6 岁多，包皮口很小且翻不开。孩子经常说“小鸡鸡”痒，常常尿频，影响学习。这些症状与包皮问题有关吗?

**问题5:**

我儿子8岁，有包茎。近1年多次出现尿频、尿急、尿痛，尿液浑浊，但肾和膀胱彩超检查结果都没问题。医生说是尿路感染，这是包茎引起的吗?

**问题6:**

我儿子现在6个月大，我发现他排尿时阴茎会鼓起来，好像尿液积在里面出不来，尿线也比较细。仔细看他的包皮口只有针眼一样大小。这是包茎吗? 排尿问题是由这个原因导致的吗?

**回答:**

由于健康知识缺乏，很多家长对男孩包皮的卫生和健康问题不够重视。他们可能认为“包茎、包皮过长很常见，并不是什么问题”“就算不做手术，长大后照样能生孩子”，更难以理解为何要进行手术治疗。

由于儿童主诉不清，加之位置隐蔽、患儿家长关注不够等因素，其包皮问题常被忽视（图3)，往往等到出现包皮炎、尿路感染、疼痛时才就诊。男孩包茎、包皮过长可能会引起以下问题。

(1) 包皮感染、阴茎头包皮炎：包茎、包皮过长常导致包皮无法翻开清洗，尿液和分泌物难以排出和清除，可导致感染。轻

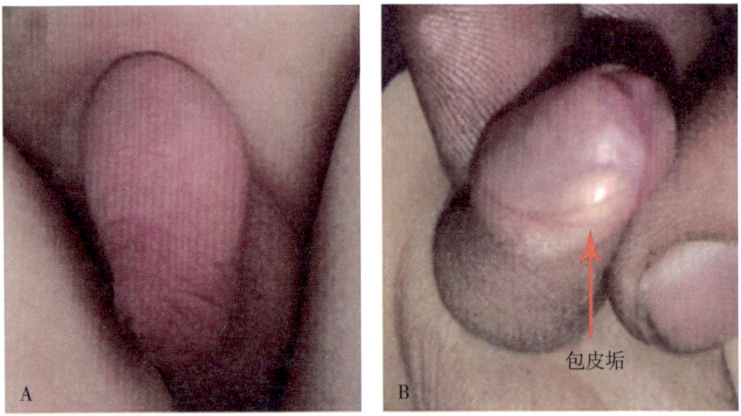


**图 3　包皮有关问题**

注：A. 包皮炎；B. 包皮垢。

微者表现为包皮红肿，可自行消退；严重者出现流脓。患儿 1 的尿道口流脓症状即是由包茎引起。

（2）病理性包茎：若包皮反复感染，形成慢性肉芽肿及炎性瘢痕，可导致包皮口严重瘢痕狭窄和病理性包皮阴茎头粘连，出现病理性包茎。这使得患者难以自行翻开包皮，会影响其成年后性交，导致性交时疼痛和包皮撕裂出血。病理性包茎导致的包皮撕裂可反复发生，严重影响患者成年后的性生活。患儿 2 即是出现了病理性包茎。

（3）包皮垢形成：包茎、包皮过长导致包皮分泌的油脂无法清除，与尿液发生反应后可形成包皮垢。包皮垢会进一步诱发阴茎头包皮炎。患儿 3 即是由包茎导致的包皮垢形成。

（4）包皮发痒、尿频：包茎、包皮过长导致包皮、阴茎头清洗不够，引起慢性阴茎头包皮炎，形成包皮垢，出现包皮发痒、尿频等刺激症状，翻开包皮后往往能看到包皮的慢性肉芽肿性炎症。许多男孩出现尿频会被误认为是尿路感染，反复就诊也查不出病因，口服抗生素无效，而在行包皮环切术后症状便得到缓解。因此，男孩尿频应考虑包茎、包皮过长可能。患儿 4 的包皮发痒和尿频是由包茎引起。

（5）尿路感染：包茎、包皮过长导致的阴茎头包皮炎和排尿不畅容易引起尿路逆行性感染。医生或患儿家长有时不会将尿路感染与包茎、包皮过长联系起来，未及时处理，导致患儿尿路感染反复发作。因此，当男孩反复出现不明原因的尿路感染，应考虑包茎、包皮过长所致的可能。患儿 5 反复出现的尿路感染可能与包茎有关。

（6）排尿不畅：如包皮口严重狭窄则会出现排尿不畅，尿液潴留在包皮腔内，表现为尿线细小、歪斜，阴茎鼓胀。患儿 6 的症状由包茎引起。

（7）影响阴茎显露和发育：对于严重包茎者，狭窄的包皮外口和包皮狭窄环会限制阴茎的显露，长此以往，可能影响阴茎的发育。

（谢起根　中山大学附属第一医院）

## 3 不想做手术，如何治疗包茎?

**问题：**

我儿子 7 岁多，向后翻转包皮不能露出阴茎头，医生说是包茎，可以通过手术来解决。我们担心手术带来的出血和感染等风险，孩子也拒绝手术。有没有其他方法可以治疗包茎?

**回答：**

虽然包皮环切术是目前治疗包茎的常用方法，但由于担心手术出血、感染、疼痛，可能影响学习，且术后护理不便等因素，很多患儿家长或儿童自己都希望通过非手术方法来治疗包茎。事实上，如果能翻开包皮，包茎很可能就治好了。以下方法有助于翻开包皮。

(1) 外用类固醇激素乳膏和手翻包皮：类固醇激素乳膏（俗称“激素乳膏”，如艾洛松、地塞米松、氢化可的松乳膏）有抗炎、减轻粘连、扩张包皮外口的作用。手翻包皮至不能后翻时，在包皮外口和阴茎头外涂少量类固醇激素乳膏，循序渐进，坚持 1~3 个月，包皮多可翻开。该方法不仅可用于生理性包茎，对病理性包茎亦有较好的效果，目前已得到循证医学证据支持。在笔者接诊的患儿中，很多患儿采用此法得到治愈。由于是局部使用少量激素，不良反应很小，家长也不必担心。该方法可由患儿自己或其家长协助完成，操作简单，痛苦小。虽然比较费时、费力，但如果能够坚持，还是不错的选择。

（2）利多卡因乳膏局部麻醉（简称“局麻”）下翻包皮：利多卡因乳膏吸收快，有较强的表面麻醉作用。局麻后，可用稍大的力量向后翻转包皮，但也应循序渐进，避免撕裂包皮。该方法主要适用于生理性包茎，可由患儿自己或其家长协助完成，操作简单，痛苦小。

（3）气囊输尿管包皮扩张术：在包皮腔内置入输尿管，缓慢向气囊内注入气体，通过气囊输尿管逐步扩张分离包皮和阴茎头之间的粘连并扩张包皮外口，可达到治疗包茎的目的。但该方法会引起剧烈疼痛和包皮外口撕裂、出血，只能用于生理性包茎，且需要专业医生在患儿麻醉下进行，其效果类似于麻醉下包皮扩张分离术。

当然，随着患儿年龄的增长，在雄激素，以及上皮细胞角化、阴茎生长发育、包皮垢堆积和阴茎间断性勃起等因素作用下，多数生理性包茎可逐渐消失。因此，如患儿无任何症状，可暂时不做处理。

如果非手术治疗后效果不佳，或患儿依从性较差，应考虑行包皮环切术，以较快地彻底解决包茎及其并发症问题。

（谢起根　中山大学附属第一医院）

# 4 在家如何给男孩翻包皮？

**问题 1：**

我儿子 10 岁多，有包茎，医生建议翻包皮。4 小时前成功后翻包皮，但比较紧，且没有及时复位。现在出现阴茎头肿痛、包皮水肿，孩子哭闹不安。是我翻的方法不对吗？应该怎样正确翻包皮？

**问题 2：**

我儿子 8 岁多，包皮曾反复发炎。听说慢慢翻包皮就可以翻开，但我翻了一个星期一点儿用都没有，孩子也很抗拒。应该怎样翻包皮呢？

**回答：**

对于生理性包茎，通过在家自翻包皮通常可以治愈。“翻包皮”可能是很多医生给包茎患儿家长的嘱托。但说起来容易，做起来难。很多家长未掌握诀窍，给男孩翻包皮时造成包皮撕裂出血、包皮嵌顿、疼痛，最终失败。给男孩翻包皮的正确方法如下。

（1）严格选择适应证：生理性包茎可在家自翻包皮，病理性包茎则建议手术治疗。病理性包茎患者如果要自翻包皮，应结合使用类固醇激素乳膏（如艾洛松、地塞米松、氢化可的松乳膏）抗炎、防粘连。家长常常难以分清包茎的性质，因此，应先到医院就诊，确定包茎类型，在获得医生建议和指导后再翻包皮。患儿 2 即是病理性包茎，很难通过居家自翻包皮来解决。

（2）掌握后翻包皮的流程：征得儿童同意和理解后，可缓慢向后翻包皮，至轻度疼痛后停止。翻开包皮后，在包皮外口和阴茎头外涂红霉素眼膏或类固醇激素乳膏（如艾洛松、地塞米松、氢化可的松乳膏）预防感染和粘连，之后将包皮回复至原位。要注意循序渐进，坚持不懈，多数在 1~3 个月后即可翻开。患儿 1 即是操之过急，未循序渐进地缓慢翻包皮，导致包皮口未得到有效扩张，而且操作者对流程掌握不熟练，后翻包皮后未将包皮复位，导致包皮嵌顿。

（3）注意事项：①操作要轻柔，使用蛮力易导致包皮撕裂、剧烈疼痛，包皮撕裂可导致出现伤口，瘢痕可导致包皮口狭窄更严重；②病理性包茎需结合使用类固醇激素乳膏以抗炎、防粘连；③如果儿童对疼痛较为敏感，可在包皮和阴茎头外涂抹利多卡因乳膏麻醉后再操作，否则儿童可能因害怕疼痛而抗拒。

（谢起根　中山大学附属第一医院）

# 5 如何分离扩张包皮？

**问题：**

我儿子 12 岁，包皮不能外翻，已确诊为包茎，但不想手术切除包皮。医生建议分离扩张包皮，这个方法会有效吗？

**回答：**

包茎治疗的目标是显露阴茎头。阴茎头不能显露的主要原因是包皮口狭窄，包皮内板比阴茎头狭小，常合并粘连。因此，若能分离扩张包皮，的确可有效治疗包茎。

麻醉下包皮分离扩张术是治疗包茎的常用手段，尤其对于婴幼儿包茎和生理性包茎，其可在不切除包皮的情况下治疗包茎，打消患儿家长对包皮环切术并发症的焦虑。但如果暴力扩张，可导致部分患儿出现包皮撕裂、出血，进而导致包皮外口瘢痕狭窄，形成病理性包茎，而不得不行包皮环切术。因此，分离扩张包皮需缓慢、分次进行，循序渐进。建议第一次在医院麻醉下轻柔分离扩张包皮，后续在医生指导下，在家继续自翻包皮或分离扩张包皮。

在家自翻包皮的方法及注意事项在前文已介绍，那么，如何在家安全、科学地帮患儿分离扩张包皮呢？具体操作如下。

（1）借助包茎扩张分离器。

（2）要取得孩子的知情和配合才能完成后续多次扩张。因此，该法较适用于青少年，较小的婴幼儿不建议在家分离扩张包皮。

（3）包皮局部外涂利多卡因乳膏（或其他局麻用乳膏），待麻醉起效后再操作。

（4）扩张分离器表面可外涂艾洛松等激素乳膏，不仅有润滑作用，可减轻患儿不适感，还可预防阴茎头和包皮粘连，减轻瘢痕，扩张包皮。

随着包茎非手术治疗手段的不断增多，非手术治疗的理念也越来越得到认同。如果孩子只是包茎，而且较为年长，可以在家扩张分离包皮，但使用包皮扩张分离器时应注意合理操作。

（谢起根　中山大学附属第一医院）

## 6 如何帮助男孩清除包皮垢？

**问题：**

我儿子 2 岁多，包皮口很小，包皮也翻不开。给孩子洗澡时无意间发现他包皮里面有结节，可看到里面有白色块状物，医生说这是包皮垢，需要清除。该如何清除包皮垢呢?

**回答：**

从临床表现来看，该患儿有包茎，合并包皮垢形成。家长看到的白色块状物就是包皮垢。

(1) 包皮垢的成因：正如各部位的皮肤会分泌皮脂一样，包皮的皮脂腺也会分泌皮脂。包茎或包皮过长时，包皮无法翻开清洗，这些皮脂便积聚在包皮内面与阴茎头之间的空隙中。同时，尿液也会渗入这个空隙，与这些皮脂发生化学反应，形成包皮垢，并发出臭味。长期积存的包皮垢会变成坚硬的块状豆渣样物。

包皮垢多见于儿童期。其主因是包茎、包皮过长，导致包皮内面和阴茎头无法清洗，久而久之便形成包皮垢。成人多无包茎，即使有包皮过长的情况，但只要清洗得当，一般无包皮垢。

(2) 包皮垢的危害：包皮垢会刺激包皮及阴茎头形成慢性炎症，急性感染后可导致包皮阴茎头红肿、流脓，远期有诱发阴茎癌可能。因此，建议清除包皮垢。

(3) 清除包皮垢的方法

1) 包皮过长患儿应经常翻洗包皮和阴茎头。通过翻洗即可清除包皮垢并预防包皮垢形成（图 4）。

2) 包茎患儿如果发现包皮垢，可坚持自翻包皮，待包皮翻开后清洗包皮垢，包皮口外涂抹类固醇激素乳膏。若包皮垢导致包皮感染，出现红肿、流脓，可用高锰酸钾温水泡浴，并用碘伏

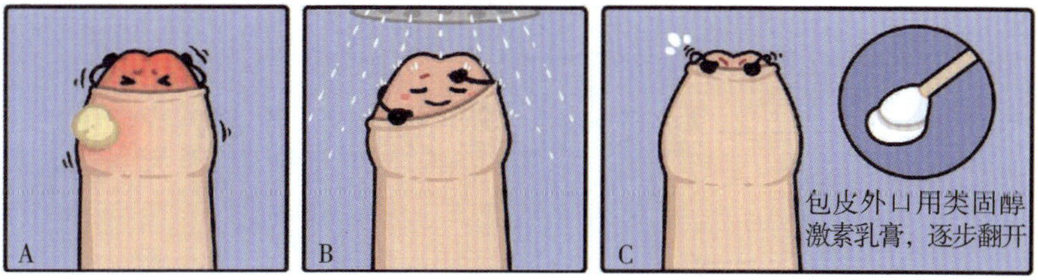


**图 4　包皮垢及其清除方法**

注：A. 包皮垢形成龟头炎；B. 包皮过长——勤翻洗包皮；C. 包茎——坚持自翻包皮。

消毒，清洗后，包皮外口和阴茎头可外涂抹红霉素/金霉素等抗生素软膏预防感染。

3）如果通过自翻包皮及包皮口外用类固醇激素乳膏治疗后仍不能好转，或无法翻开包皮清洗包皮垢，且包皮垢造成阴茎头包皮炎，可考虑手术治疗。可在切除多余包皮的同时清除包皮垢，包皮环切后一般不会再形成包皮垢。

可根据患儿的不同情况来选择手术或非手术治疗，尽可能清除包皮垢。如患儿没有任何症状，但暂时无法清除包皮垢时，可暂不处理，待患儿包茎自愈后自然可以清除。

（谢起根　中山大学附属第一医院）

# 二、阴茎头包皮炎
# ——及时处理免留隐患

## 7 包皮发炎有什么表现？

**问题 1：**

我儿子 1 岁多，用力抓包皮 4 小时后出现包皮红肿，这是包皮发炎了吗？

**问题 2：**

我儿子 6 岁多，出现包皮红肿 2 天，今天开始流脓，小便时疼痛，这是包皮发炎了吗？

**回答：**

阴茎头包皮炎是指包皮和阴茎头出现红肿、流脓、糜烂、溃疡等炎性表现。阴茎头包皮炎是阴茎头炎和包皮炎的统称，两者常同时出现，在儿童患者中常见，可由于细菌、真菌及其他病原微生物感染和各种外界刺激性等因素引起。经过积极治疗后，大多可治愈且预后良好。

阴茎头包皮炎常继发于包茎和包皮过长。包茎、包皮过长、包皮垢形成导致包皮和阴茎头藏污纳垢，较难清洁，在感染和机械化学刺激时容易诱发炎症。

根据有无感染，阴茎头包皮炎可分为感染性阴茎头包皮炎和非感染性阴茎头包皮炎。

（1）感染性阴茎头包皮炎：是由于细菌、病毒、真菌感染导致。患者包皮红肿较为严重，局部包皮发热（皮温升高），疼痛明显，甚至出现流脓、低热，可伴有尿频、尿急、尿痛等尿路刺激、感染的表现，翻开包皮后可见包皮和阴茎头发红、流脓。对于感染性阴茎头包皮炎，除了包皮翻洗、消毒护理外，有时还需口服抗生素进行抗感染治疗。

（2）非感染性阴茎头包皮炎：是由于包皮垢、机械化学刺激导致。患者包皮红肿（有时只是水肿），一般无疼痛、流脓及发热表现，翻开包皮后，包皮和阴茎头多无脓液和渗出。包茎和包皮过长可导致包皮垢形成，包皮垢刺激可引起无菌性炎症。此外，由于包皮发痒，孩子常用手抓包皮和阴茎以止痒。孩子的包皮娇嫩，非常容易水肿；而且孩子的手往往不够干净，由手抓导致的阴茎头包皮炎可能更为常见。很多男婴由于对尿布和尿液刺激敏感，尿布所致的包皮炎也不少见。有些家长担心孩子包皮感染，采用酒精消毒，但消毒后包皮红肿更加重，这是由酒精消毒造成的包皮炎（图 5）。对于非感染性阴茎头包皮炎患儿，需要轻柔翻洗包皮、减少搔抓，切忌用酒精消毒，必要时进行抗过敏治疗。

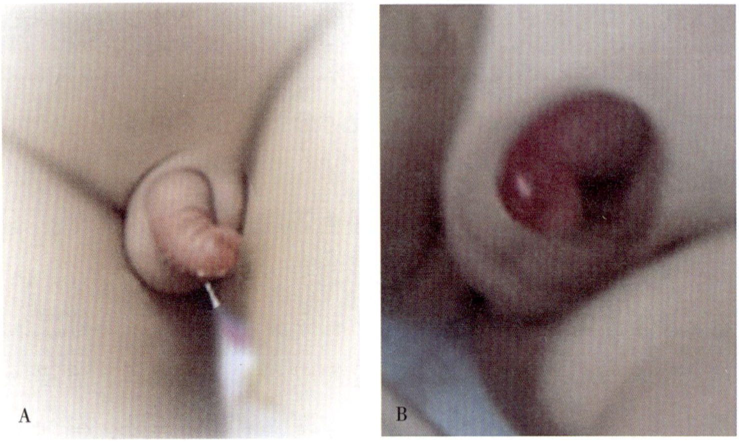


**图 5　包皮感染用酒精消毒前后**

注：A. 包皮感染，酒精消毒前；B. 酒精消毒后红肿更严重。

由上可知，凡是包皮红肿，伴或不伴有疼痛、流脓、发热、尿痛等，均应考虑阴茎头包皮炎。因此，问题中的 2 个患儿均为阴茎包皮炎，需根据严重程度和类型做出相应处理。

（谢起根　中山大学附属第一医院）

# 8 包皮发炎了该怎么办？

**问题：**

我儿子 6 岁多，包皮经常红肿，有时尿道口会流脓，近几天又发作了，该怎么办？现在能做包皮手术吗？

**回答：**

阴茎头包皮炎是包茎和包皮过长最常见的并发症，其发生率高，很多患者会反复发作，导致其反复就医。

包茎、包皮过长是导致阴茎头包皮炎的根本原因。发生感染时，患者包皮红肿，包皮口进一步缩小，导致炎性分泌物难以排出，有时需要待化脓后才可排出。外科感染的治疗原则是引流，因此，需要翻开包皮清洗消毒才能治疗感染，控制炎症。具体操作如下。

（1）高锰酸钾温水坐浴：将 1 片（1 g）高锰酸钾放入澡盆中，加入温水溶解。让孩子坐浴，将阴茎泡在水里，轻柔上翻包皮，至不能翻开时停止，切忌暴力操作。包皮翻开后，可用温水清洗翻开的包皮和阴茎头。坐浴超过 15 分钟，高锰酸钾水可缓慢渗入包皮腔内，达到清洗消毒的作用。此外，温水可促进血液循环，减轻包皮水肿。很多家长在孩子坐浴时没有翻洗包皮，则清洗效果较差。

（2）碘伏消毒：尽可能翻开包皮和阴茎头后，在翻开的包皮和阴茎头处外涂碘伏（不含酒精）消毒。很多家长在儿童没有后翻包皮和显露阴茎头的情况下直接消毒，这样操作没有任何效果，因为感染部位在包皮内面和阴茎头。此外，由于孩子的包皮比较娇嫩，机械刺激和烈性消毒液容易导致包皮水肿，如果使用比较烈性的消毒液，如酒精、过氧化氢（双氧水）、碘酊（含酒精），可导致包皮红肿进一步加重。此外，频繁翻洗消毒也会导致包皮水肿加重。

（3）外用抗生素乳膏和药水：尽可能翻开包皮和阴茎头后，在翻开的包皮和阴茎头处外涂抗生素乳膏（如红霉素、金霉素、氧氟沙星、莫匹罗星等），或滴入氯霉素、氧氟沙星滴眼液，均有一定抗感染作用。很多家长没有后翻包皮和阴茎头就直接涂抹药物，则没有任何效果。

（4）手术：急性炎症期不建议做手术，此时手术易导致切口感染、愈合不良。若阴茎头包皮炎反复发作，建议炎症控制后行包皮环切术，以彻底解决病因，问题中的患儿即是此种情况。

综上所述，急性炎症控制后应进行后续治疗，否则容易复发。后续治疗措施包括定期翻洗包皮、清除包皮垢、类固醇激素乳膏治疗包茎、行包皮环切手术等。

（谢起根　中山大学附属第一医院）

# 三、包皮环切术——只有“小器官”，没有“小手术”

## 9 多大年龄割包皮较合适?

**问题 1：**

我儿子 3 岁多，包皮红肿过很多次，有的医生建议手术，有的朋友说：“孩子太小了，手术风险太高。”请问多大年龄割包皮比较好？现在做合适吗？

**问题 2：**

我儿子 14 岁多，包茎很严重，包皮外口发红，像长了瘢痕一样，试过翻包皮但没有成功，而且翻的时候包皮还有撕裂出血。需要做手术吗？

**回答：**

在临床工作中，医生经常会碰到“多大年龄割包皮比较好”之类的问题，不同医生可能会给出不同的答案。笔者认为，只要有适应证，无论年龄多大，均可考虑手术治疗。

之所以有很多家长反复问这个问题，笔者总结了一些原因，主要包括：①儿童年龄小，担心其手术和麻醉的风险较高，希望待其年龄较大时再进行局麻手术；②担心儿童年龄小，不好护理；③担心割包皮会影响儿童阴茎发育。

实际上，几乎每个男孩都会有生理性包茎，随着年龄增长，多数可自然缓解。因此，生理性包茎也不必急于手术。

然而，病理性包茎难以自愈，会影响排尿及阴茎发育，需要手术治疗。对于病理性包茎，当包皮过长导致阴茎头包皮炎反复发生，且伴有包皮发痒，以及尿频、尿急等尿路刺激症状，考虑尿路感染时（图6），应选择早期手术。过分延迟手术只会增加患儿的痛苦。

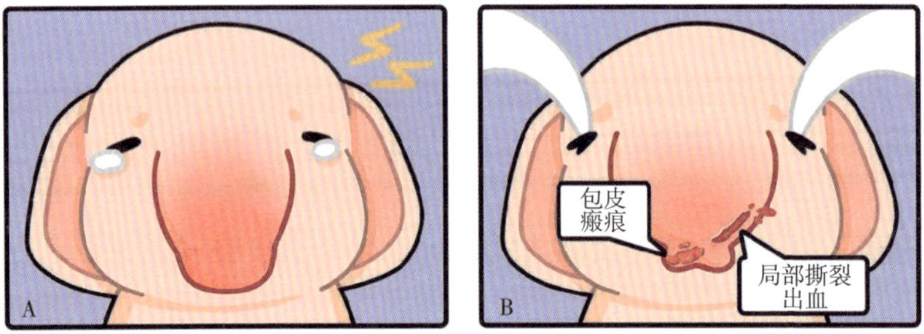


**图6　包皮常见问题**

注：A. 包皮感染；B. 病理性包茎。

包皮环切术的主要风险是出血、包皮水肿和感染。年幼患儿阴茎勃起较少，术后出血风险比年长患儿低，由勃起引起的切口疼痛也较轻；年幼患儿术后疼痛、出血发生率低，术后往往活动自如；年幼时手术对患儿的心理影响也较小。很多患儿家长担心割包皮会影响其阴茎生长，这也有点过虑。许多研究认为，包茎会束缚阴茎，影响阴茎发育，故建议行包皮环切术以促进阴茎发育。但如果较早切除过多阴茎皮肤，导致阴茎皮肤相对不足，确实会致使阴茎显露不良。因此，给年幼患儿手术时，注意不要过多切除包皮外板。因年幼患儿手术需要全身麻醉（简称“全麻”），麻醉风险确实有所增加，但随着吸入麻醉和静脉麻醉技术的日趋成熟，此风险也极低，不会成为手术的限制，当然如果等到患儿比较懂事，能够配合局麻时再手术也未尝不可。

在上述问题中，患儿 1 有包皮感染，患儿 2 有病理性包茎，无论年龄大小，均可考虑手术。

总之，“割包皮”这件事，不论年龄大小，只要有适应证，均可考虑手术治疗！不必纠结什么时候做手术比较好，在必要的时候做就是最好的。

（谢起根　中山大学附属第一医院）

# 10 什么情况需要割包皮？

**问题 1：**

我儿子 5 岁多，包皮红肿、感染过很多次，这种情况需要做手术吗？

**问题 2：**

我儿子 6 岁多，包皮过长，但向后翻转包皮可以露出阴茎头，没有出现过包皮红肿。这种情况要做手术吗？

**问题 3：**

我儿子 5 岁多，在幼儿园总想小便，孩子说“小鸡鸡”痒，到医院检查发现包皮过长。包皮过长会引起尿频吗？需要做手术吗？

**问题 4：**

我儿子 5 岁多，包茎，多次出现包皮红肿、流脓，伴尿频、尿急，做尿常规检查发现“尿白细胞（++）”，彩超和膀胱镜检查没有看到泌尿系统畸形。包皮过长会引起尿路感染吗？割包皮后可以缓解吗？

**问题 5：**

我儿子 1 岁，包皮口很小，孩子排尿时很费力，排尿过程中能看到阴茎鼓个大包，排完尿后会好一些。这种情况需要割包皮吗?

**回答：**

包茎、包皮过长导致包皮阴茎头清洁不够，容易感染。如出现以下情况应考虑手术：①反复阴茎头包皮炎、包皮垢形成；②伴有包皮发痒，尿频、尿急、尿痛等尿路感染症状；③影响排尿和阴茎显露；④病理性包茎；⑤包皮过长影响清洁或患儿清洁包皮依从性不够；⑥家长对孩子的包皮问题过分焦虑，强烈要求手术。

患儿 1、3、4、5 均出现了症状和并发症，有手术适应证，可以进行手术。患儿 2 为单纯包皮过长，自我清洁即可。

目前，包皮环切术已逐渐简化。考虑到包皮环切有助于促进阴茎发育、减少阴茎头包皮炎、预防阴茎癌，以及预防患者成年后性伴侣的妇科炎症和子宫颈癌等，加之人们对包皮卫生日益重视，其适应证已逐渐扩大，即使没有症状和并发症也可考虑进行手术治疗。

（谢起根　中山大学附属第一医院）

# 11 包皮上长黑痣需要做手术吗?

**问题 1：**

我儿子 12 岁多，包茎。医生后翻包皮时发现他包皮口有个黑痣，直径约 5 mm。需要做手术吗?

**问题 2：**

我儿子 6 岁多，出生后就发现他的包皮上有一颗黑痣，之后逐渐增大，目前直径约 10 mm。能不能在割包皮的同时切除黑痣?

**回答：**

黑痣是由黑色素痣细胞增生而形成，通常为良性，但在反复摩擦刺激后可能会发生癌变。黑色素瘤的恶性程度高，预后极差。因此，对特殊部位的黑痣应早期切除。

包皮黑痣并不罕见。如不及时处理，成年男子在性交时，包皮反复摩擦，会刺激黑痣生长、恶变；此外，如黑痣逐渐增大，甚至可累及阴茎头，导致无法切除。因此，包皮黑痣无论大小，均建议手术切除。患儿 1、2 的黑痣均长在包皮上，均需进行手术。

目前主流的包皮环切术式有包皮吻合器环切术、包皮环套术和传统手切缝合包皮环切术。

如黑痣靠近包皮外口，以上 3 种手术方式均可在切除包皮的同时切除黑痣。因此，患儿 1 可选择以上任何一种术式治疗。

如黑痣很小且离包皮外口较远，可采用以上 3 种方法切除包皮后另选切口切除黑痣。患儿 2 的黑痣直径约为 10 mm，比较大，切除黑痣后皮肤缺损较大，需转移皮瓣。因此，建议选择传统手切缝合包皮环切术。

总而言之，包皮黑痣需手术切除，手术方式应根据黑痣的部位和大小决定。

（谢起根　中山大学附属第一医院）

## 12 割包皮的方法各有哪些优缺点？

**问题 1：**

我儿子 5 岁，包皮后翻不能露出阴茎头，包皮反复红肿，医生建议手术。听说割包皮有很多方法，我儿子适合哪种呢？

**问题 2：**

我儿子 15 岁，阴茎发育好，但包皮后翻不能露出阴茎头，包皮曾经反复红肿，外口很小。医生建议手术。割包皮的方法有哪些呢？各有什么优缺点？

**回答：**

目前主流的包皮环切术式有包皮吻合器环切术、包皮环套术和传统手切缝合包皮环切术。前两者应用较多。

（1）包皮吻合器环切术：采用包皮吻合器（图 7A）完成包皮切割、缝合等过程。该方法的优点是相对传统手切缝合更为简单、省时省力，切口更加平整，目前应用较为广泛；缺点是包皮吻合器的型号较少，且多为成人型号，对于较小患儿不适用，容易导致切口出血。若有合适型号，不论年龄大小均可选用。患儿 2 的阴茎已发育，可选用此法。

（2）包皮环套术：适当剪开包皮狭窄环后，将合适大小的包皮套（图 7B）置入，调整使包皮套与冠状沟平行，用线将包皮扎于包皮套中，切除多余的包皮，包皮套可待其自行脱落。该方法的优点是操作简单，术后护理较方便，切口较少出血。该方法的缺点包括：①选用合适的包皮套需要较丰富的临床经验；②容易出现阴茎头嵌顿在包皮套内的情况；③包皮套需要较长时间才能脱落。目前小儿包皮环切多采用包皮环套术。患儿 1 的年龄较小，可采用包皮环套术，手术简单，术后护理

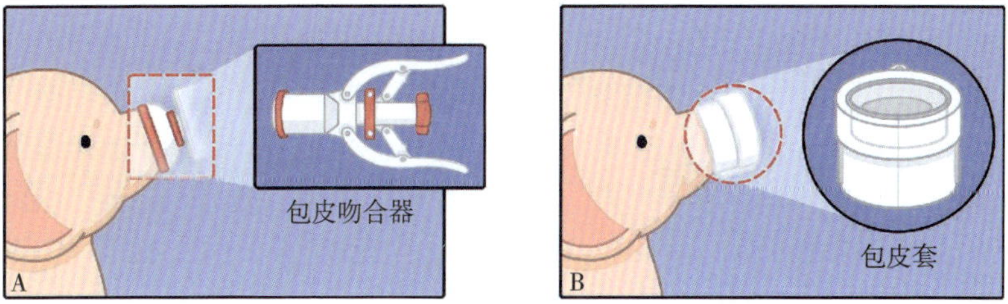


**图 7　包皮吻合器和包皮套**

注：A. 包皮吻合器；B. 包皮套。

方便。

（3）传统手切缝合包皮环切术：手术切除多余的包皮，切口采用手工缝合。该方法的优点是费用相对较少；缺点是费时、费力，且护理较为麻烦。目前，该方法的临床应用已逐渐减少，但其在预防阴茎水肿、改善阴茎外观方面有优势。

尽管包皮环切术的术式较多，但对于具体患儿，应结合其年龄、家庭经济情况及术者熟练程度决定具体手术方式。

（谢起根　邓春华　徐　哲　中山大学附属第一医院）

# 13 男孩割包皮后有必要穿戴“护鸟神器”吗?

**问题：**

我儿子的包皮反复红肿、发炎，准备做包皮环切术。但小孩子很调皮，喜欢跟同学打闹，我担心术后不好护理。听说有个特制的内裤，叫“护鸟神器”，术后有必要穿戴吗?

**回答：**

包皮环切术后的护理非常重要，摩擦触碰可导致伤口疼痛和出血。常规内裤不仅起不到保护作用，而且会与新露出的阴茎头和切口摩擦，导致疼痛和出血。因此，患儿术后多无法穿裤子，只能“光着屁股”在家里休息，影响外出及学习。如果患儿勉强外出，在行走及坐、蹲时均容易出现疼痛，苦不堪言。此外，儿童喜欢活动、打闹，依从性差，损伤切口的概率较成人更高，护理困难，部分患儿甚至需要绑手绑脚才能预防切口损伤，但这显然有违儿童天性，难以执行。因此，通过穿戴“护鸟神器”保护切口，对男孩来说很有必要。

“护鸟神器”的产品种类繁多，但本质上是一种特制的内裤，其内里有保护罩支撑，像撑起一把伞一样保护伤口免受衣裤摩擦，从而减轻疼痛。保护罩有一定的硬度和柔韧性，轻微的外力不至于导致其变形及失去保护能力。多数产品有透气孔，使得皮肤通风、透气。此外，保护罩多由透明硅胶制成，方便观察切口。

有了“护鸟神器”的保护，患儿术后可以放心穿裤子外出及上学。很多家长会在术前备好。因此，若您担心术后护理不好，可以提前备好“护鸟神器”再择期手术。

（谢起根　中山大学附属第一医院）

# 四、包皮水肿——隐藏在包皮手术中的“魔鬼”

## 14 电生理技术可以改善术后包皮水肿吗？

**问题：**

我儿子 7 岁，1 个月前做了包皮环切术，阴茎头已经露出来了，但伤口周围的包皮肿得很厉害，去医院复诊说是包皮水肿，待自然消退即可。听说有种电生理治疗的仪器可以治疗包皮水肿，可以尝试吗?

**回答：**

包皮水肿是包皮环切术后常见的并发症，是隐藏在包皮手术中的“魔鬼”，值得医生和家长重视。多数患儿在术后均会出现不同程度的包皮水肿，如同在冠状沟给阴茎戴了一个“戒指”，影响外观，也常导致患儿家长焦虑。

通常情况下，多数包皮水肿可在半年内消退，亦可见顽固性包皮水肿持续半年以上，甚至数年。轻度包皮水肿建议观察，待其自然消退即可。对于顽固性包皮水肿，目前治疗手段有限，通过手术切除水肿的包皮可改善外观，也是一种挽救措施，但再次手术势必造成二次创伤。目前，电生理技术已开始用于治疗阴茎及包皮术后水肿。

阴茎和包皮手术会破坏原来的血液及淋巴循环，是术后出现包皮水肿的原因。血液和淋巴循环的重新建立需要较长时间。电生理治疗仪能形成一定的电刺激信号，选择合适的电刺激部位及频率，可有效疏通并加快建立新的包皮局部血液和淋巴循环，促进水肿消退。因此，如出现严重、顽固性包皮水肿，可考虑应用电生理治疗技术。该技术无创，不需要直接刺激阴茎局部，且没有明显痛感，相对容易取得患儿的配合。该治疗需持续 1~2 周，若能坚持，有望治愈部分顽固性包皮水肿。

（谢起根　陈　民　中山大学附属第一医院）

# 五、包皮外伤——可大可小的“皮”外伤

## 15 男孩包皮受伤了怎么办?

**问题 1:**

我儿子今天跟同学打架时被踢到“小鸡鸡”发生出血，后来自行停止了，已排尿。去医院就诊，医生说是包皮撕裂，该怎么办?

**问题 2:**

我儿子 1 小时前被木凳砸伤，“小鸡鸡”持续出血，已排尿。医生说出现包皮撕裂，该怎么办呢?

**回答:**

男孩发生包皮外伤十分常见，常见于打闹、打架或意外撞伤等。根据外伤的严重程度，可分为擦伤、挫伤和裂伤。包皮受伤后，包皮往往水肿严重，出血多可自行停止，有时亦为活动性出

血，可合并阴茎海绵体和尿道损伤。根据受伤的严重程度、有无活动性出血、有无合并阴茎海绵体及尿道损伤等情况，处理原则有所不同。

包皮的愈合能力很强，出血多可自行停止，故包皮受伤后多可进行非手术治疗。对于单纯的包皮擦伤、挫伤和小范围裂伤，无活动性出血、阴茎及尿道损伤的治疗以局部消毒、预防感染为主。局部消毒护理可应用抗生素眼膏和滴眼液（如红霉素眼膏、氯霉素滴眼液、氧氟沙星滴眼液）、碘伏溶液，或高锰酸钾坐浴。

以下情况应考虑手术：①包皮裂伤较深、较长时，可考虑手术缝合；②包皮裂伤合并活动性出血时，可先用纱布包扎或压迫止血，若不能止血，则应手术；③合并阴茎海绵体及尿道损伤，在修复阴茎海绵体及尿道的同时应缝合修复包皮。

包皮外伤手术可根据手术的难易及患儿的配合程度，选择在门诊或手术室内完成。如患儿能够配合且手术难度较小，可在门诊局麻下行包皮裂伤缝合术；如患儿难以配合，手术难度较大，应在手术室内全麻下进行。

患儿 1 的包皮撕裂较轻，无活动性出血，可进行非手术治疗。患儿 2 合并活动性出血，应考虑手术治疗。

包皮外伤手术方式包括缝合修补术和包皮环切术。具体如何选择应根据裂伤部位、严重程度，以及有无合并包茎和包皮过长等情况综合决定。

（谢起根　中山大学附属第一医院）

第 2 章

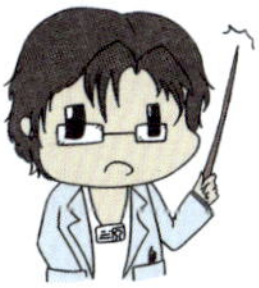

# 阴茎疾病：事关一生“性福”

## 一、尿道下裂——不仅仅是排尿问题

### 16 如何发现男孩有尿道下裂？

**问题 1：**

我儿子 16 岁，可以站立排尿，阴茎发育一般，勃起时向下弯曲得厉害，偶尔伴有疼痛，阴茎头下面的包皮好像裂开了，这是尿道下裂吗？

**问题 2：**

我儿子出生时阴茎好像埋在阴囊里面，阴囊也是裂开的，在阴囊中间看到一个口，尿是从这个口里排出的，像女孩子一样，但阴囊里面可以摸到“蛋蛋”。这是尿道下裂吗？

**回答：**

患者 1 和患者 2 均为尿道下裂。患者 1 出现勃起时阴茎下曲和疼痛；患者 2 是重度尿道下裂，合并阴囊分裂。

尿道下裂是男性泌尿生殖道最常见的先天性畸形之一，在男性中的发病率约为 1/300。男性尿道在胚胎发育时期，尿道沟自前向后闭合，形成完整尿道。如果该闭合过程停止，就会形成不同程度的尿道下裂。

尿道下裂的症状包括排尿异常（蹲位排尿、尿线朝下）、勃起痛（勃起时，阴茎有向下牵拉的疼痛感）、尿路感染等。

尿道下裂的三大典型临床表现为尿道开口异常、阴茎下曲及包皮呈头巾样分布。尿道开口异常的具体表现为尿道的下面（腹侧）先天性裂开，尿道并未开口于阴茎头前端，而是开口于阴茎的下面（腹侧），可位于会阴部至阴茎头前端之间的任何位置。阴茎下曲是指阴茎向下（腹侧）弯曲，像耷拉着一样，有时甚至埋藏在阴囊里。包皮呈头巾样分布是指包皮像个头巾一样盖在阴茎头上，没有腹侧包皮（图 8A）。家长如果仔细观察儿童的尿道开口位置、阴茎伸直情况和包皮分布情况，能很容易发现尿道下裂。

尿道下裂的其他临床表现还包括阴茎腹侧可见尿道板和尿道沟，以及阴茎头分裂（图 8B）。重度尿道下裂还可见阴囊分裂、阴茎阴囊倒位（图 8C、D）。

尿道下裂常合并隐睾、小阴茎、腹股沟斜疝和前列腺囊等。因此，怀疑尿道下裂时需同时注意其合并症。

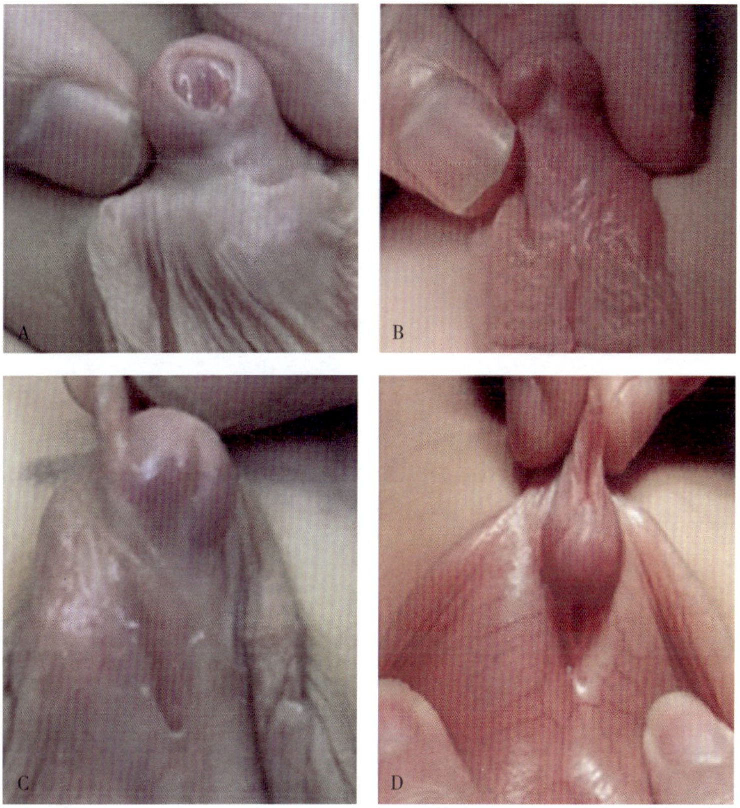


图 8　尿道下裂的典型外观（来自笔者的临床积累）

注：A. 尿道开口异常、包皮呈头巾样分布、阴茎下曲；B. 尿道沟、阴茎头分裂；C. 背侧包皮帽，尿道沟、阴茎头分裂，假阴道，阴茎阴囊倒位；D. 重度阴茎下曲、阴囊分裂、阴茎阴囊倒位。

（谢起根　徐　哲　中山大学附属第一医院）

# 17 尿道下裂会遗传吗?

**问题1:**

我家大宝有尿道下裂，生第二胎担心孩子也会出现尿道下裂。请问这个病会遗传吗? 怎样才能降低发病的风险?

**问题2:**

我们夫妻双方家庭里都没有尿道下裂患者，为什么我儿子会出现尿道下裂?

**问题3:**

我生了一对双胞胎男孩，长得很像，哥哥非常健康，但弟弟体重比哥哥低很多且有尿道下裂，这是怎么回事?

**回答:**

尿道下裂主要有三大病因，分别是遗传因素、环境因素、母体及胎盘因素。

有研究发现，家族中曾有尿道下裂患者，其后代出现尿道下裂的概率更高。目前已报道有许多尿道下裂家族。从这些研究来看，尿道下裂是有遗传倾向的。目前已经证实许多基因与尿道下裂相关。尿道下裂的遗传方式特殊且复杂，经常可见没有尿道下裂家族史的男孩发病；也可见到即使携带相同的致病基因，但只有患者发病，其父亲及兄弟均未发病；亦可见携带相同致病基因的不同患者，其尿道下裂的严重程度不同。这可以解释患者 2 的问题。

患者 3 为同卵双胞胎，理论上，若为遗传因素所致，应该两兄弟同时发病，故推测患者 3 是由环境因素或母体及胎盘因素所致，很大可能是弟弟因胎盘供应营养不足，影响整体发育，自然也影响其阴茎、尿道的发育。

对于患者 1，如果大宝患有尿道下裂，准备生第二胎前，建议对大宝进行基因检测，排查有无导致尿道下裂的基因。此外，妊娠期间应注意避免有害环境因素暴露，包括避免使用致畸药物、保证饮水及食物健康、远离污染环境等。

（谢起根　中山大学附属第一医院）

## 18 尿道下裂会影响青春期性发育吗？

**问题：**

我儿子刚出生时就被诊断为“重度尿道下裂”。他的阴茎短小，但两侧睾丸都在阴囊内，目前已经做了手术。请问他到青春期时，阴茎发育能达到正常水平吗？会像正常男性那样长胡须和喉结吗？

**回答：**

尿道下裂属于生殖道畸形，可能会影响青春期性发育。

男性的第一性征（如阴茎、阴囊和睾丸）和第二性征（如胡须、喉结和发达的肌肉）均有赖于睾丸合成的雄激素。因此，当其生殖道畸形被矫正后，后期性发育主要取决于雄激素水平及雄激素敏感情况。早期评估雄激素合成能力及雄激素反应情况，可判断青春期性发育情况。部分患者在切除性腺后，其性发育有赖于补充激素的种类和剂量。通过补充雄激素，可维持雄性第二性征，但其阴茎发育可能仍不如正常男性。保留性腺的患者根据病因不同，也可能会不同程度地影响青春期性发育。

睾丸功能不全是尿道下裂的重要病因，而雄激素合成障碍、雄激素不敏感和睾丸发育不全常导致睾丸功能不全。合并睾丸功能不全时，确实会影响青春期性发育，家长需要高度重视！

该患儿虽有尿道下裂，但其睾丸发育正常，预估睾丸功能正常。因此，青春期阴茎发育很可能正常，但仍需要做睾丸内分泌检查和基因检测，并评估雄激素合成能力及雄激素反应情况进一步确定。如果检查结果均正常，其青春期是可以正常发育的。

（谢起根　邓春华　中山大学附属第一医院）

# 19 尿道下裂显而易见，为什么还要做那么多检查？

**问题：**

我儿子2岁多，出生后发现尿道开口于阴囊中部，须蹲下排尿，阴茎比较细小且向下弯曲严重，埋藏于两侧阴囊之间，左侧阴囊摸不到睾丸。当地医院说这是尿道下裂，说要做磁共振成像（MRI）、彩超和造影检查，甚至还要做基因检测。尿道下裂不是一眼就能看出来吗？有必要做这么多检查吗？

**回答：**

的确，根据外观诊断尿道下裂较为容易，但这远远不够。尿道下裂的治疗和手术非常复杂，方案众多，根据患者尿道下裂的不同类型、不同严重程度、不同病因、有无合并症，其治疗方案均有所不同。尿道下裂的个性化治疗需建立在精确诊断的基础上。因此，诊断尿道下裂时还应注意以下问题。

（1）全面检查尿道、阴茎、阴囊、睾丸及前列腺：只有全面了解生殖系统的发育畸形情况，才能更全面地掌握尿道下裂的情况，不能只检查阴茎和尿道。

（2）判断尿道下裂的类型和严重程度：仔细检查尿道开口位置、阴茎下曲程度、阴茎发育、有无阴囊分裂和阴茎阴囊倒位，综合判断尿道下裂的类型和严重程度。

（3）判断阴茎下曲的严重程度：阴茎下曲的度数可在勃起时测量，根据下曲度数分为轻度（<15°）、中度（15°~45°）和重度（>45°）。不同严重程度的阴茎下曲可影响下曲矫正和尿道下裂修复的手术方式选择。

（4）确定合并症：尿道下裂的合并症或伴发症较多，合并症会影响尿道下裂的治疗。应注意有无合并阴囊分裂、阴茎阴囊倒位、隐睾、斜疝、小阴茎、前列腺囊（男性假阴道），这些合并症需结合彩超、尿道造影、MRI 等检查明确，有些合并症需同时或先后治疗。此外，有合并症的尿道下裂需要与性发育异常进行鉴别诊断。

（5）进行病因学诊断：通过基因和染色体检测，明确有无遗传异常。若检测到遗传异常，则需要根据病因做出相应治疗，例如，5α-还原酶缺乏患者需补充双氢睾酮。尿道下裂有时是某些综合征的临床表现之一，如 11p 缺失综合征（WAGR 综合征）、贝-维综合征、德尼-德拉什综合征（Denys-Drash 综合征）。了解有无相关综合征，可早期发现合并存在的其他疾病，以全面治疗该病。例如，尿道下裂有时会合并肾母细胞瘤，若注意腹部检查，有望早期发现尿道下裂患者的肾母细胞瘤。

因此，对于尿道下裂患者，切勿止步于“尿道下裂”这个临床诊断，还需要行相关检查以获得更加精确的诊断。

（谢起根　邓春华　中山大学附属第一医院）

# 20 尿道下裂手术后有哪些并发症?

**问题 1:**

我儿子 2 年前做了尿道下裂修复术，术后可以在阴茎头前排尿了，但他经常尿频、尿急、排尿费力，为什么会这样?

**问题 2:**

我儿子 2 岁左右做了尿道下裂修复术，现在 14 岁了，最近他说勃起时会疼痛，阴茎向下弯曲，是怎么回事?

**问题 3:**

我小时候做了尿道下裂修复术，术后生殖器外观不太好。现在已经 18 岁了，阴茎很短，勃起时也不够硬。尿道下裂会影响性功能吗?

**回答:**

不少尿道下裂患儿的家长以为手术矫正了畸形，孩子能站立排尿，就万事大吉了，之后便不再复查，也不关注其远期并发症。其实尿道下裂的本质是生殖系统发育畸形，不仅要关注患者的排尿功能，还要关注其勃起及性功能；不仅要注意手术早期并发症，还要注意远期并发症。那么，尿道下裂修复术后需注意观察什么？又有哪些远期并发症呢？具体包括以下几个方面。

（1）下尿路症状：主要表现为反复尿频、尿急、尿痛、排尿不畅。因此，术后需持续注意观察患者的排尿情况。出现下尿路症状不仅需要进行抗感染治疗，更要行尿流动力学检查。若有尿路梗阻，需扩张尿道、切除憩室，甚至可能要重建尿道。患者 1 即是出现了下尿路症状。

（2）阴茎下曲复发及勃起痛：尿道下裂修复术后需持续注意观察患者勃起时阴茎是否向下弯曲，若下曲明显，导致勃起痛，可能会影响性生活，需再次手术处理。患者 2 即是出现了阴茎下曲，需要再次手术矫正。

（3）性功能、生殖功能、性心理障碍：尿道下裂是性发育异常的表现之一，而性发育异常的重要原因之一是遗传异常，且常合并睾丸功能不全。手术不能解决导致尿道下裂的遗传病因，以及睾丸功能不全的问题，因此，患者术后远期出现性与生殖功能障碍并不罕见。此外，由于发育异常，患者可能遭受社会的异样目光，加之反复手术也可能导致患者出现心理创伤，使其性格孤僻，不愿或不敢与异性交往。部分患者还会出现性别错乱（认为自己是女性）及“同性恋”倾向（喜欢男性），因此，需注意患者的心理状态。患者 3 已到青春期，但阴茎发育差，也有勃起功能障碍，需注意其是否有性与生殖功能障碍可能。

由上可知，尿道下裂修复术后需注意患者排尿是否顺畅、阴茎是否伸直、性发育是否正常、性与生殖功能是否正常，以及性心理状态是否正常等。

（谢起根　徐　哲　中山大学附属第一医院）

# 21 尿道下裂手术成功了，以后能正常婚育吗？

**问题：**

我儿子 2 岁时因尿道下裂做手术，术后可以站着排尿，现在 14 岁，清晨能勃起，但未出现射精，是性功能与生殖功能受影响了吗？以后能正常结婚、生育吗？

**回答：**

社会适应能力及性与生殖功能是性发育异常患者必需关注的问题。正常的生殖系统解剖，以及内分泌和生精功能是性与生殖功能的基础。在此基础上，还要获得良好的社会适应、社交能力，以及与异性相处能力。因此，需综合评估，方可初步判断性发育异常患者的远期性与生殖功能。

尿道下裂患者可以通过手术获得正常的解剖外观，但其功能不仅依赖于睾丸的正常位置，还依赖于睾丸的内分泌及生精功能，这些功能是否完好需要经过内分泌评估和精液分析后才能初步判断。理论上，睾丸内分泌及生精功能正常者，其生育能力也多为正常。对于尿道下裂患者，如果不合并其他生殖系统解剖畸形和功能异常，尤其是睾丸功能正常，理论上，其在手术重建尿道、矫正阴茎下曲后，有望获得正常的性与生殖功能。通过对尿道下裂患者的随访也发现多数患者远期可以生育。

该问题中的患者很可能只是单纯的尿道下裂。需要行彩超检查双侧睾丸，行内分泌检查评估睾丸内分泌功能，行染色体检查明确46，XY核型，行基因检测排除雄激素合成及激活的基因异常，方可进一步确定。经过手术矫正畸形，并进行积极的社会适应后，患者可以正常结婚和生育的概率很高。

（谢起根　高　勇　中山大学附属第一医院）

## 22 阴茎向下弯曲，该如何治疗？

**问题：**

我儿子15岁，近来发现他勃起时阴茎向下弯，伴有轻度疼痛，这是什么问题？需要手术吗？

**回答：**

单纯性阴茎下曲是指阴茎向下弯曲，可导致勃起疼痛，尿道开口多正常或接近正常，部分患者伴有阴茎头型尿道下裂（即尿道异位开口于阴茎头下）。阴茎下曲本质上也是一种轻型尿道下裂，但其预后好，对排尿、性功能的影响也较小。

对于有包茎或包皮过长的患儿，由于无法查看尿道口，阴茎下曲常被漏诊，往往在包皮环切时被意外发现，或者至青春期后才发现阴茎下曲（图9）。

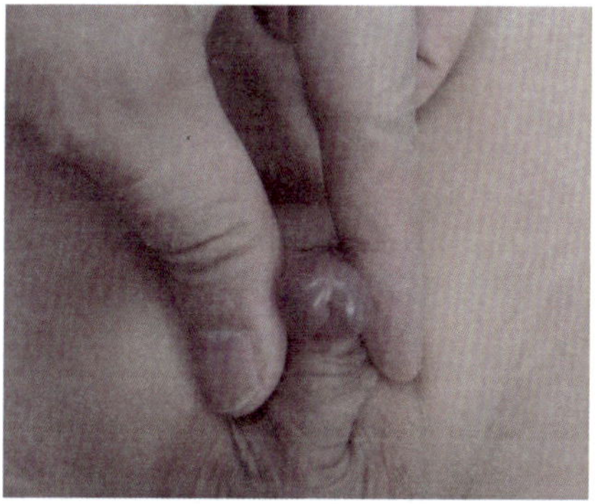

图9　先天性阴茎下曲

单纯性阴茎下曲一般不影响站立排尿，但可出现勃起不适，甚至疼痛，影响成年后性生活，故需要手术治疗。

该患者考虑为阴茎下曲，且为先天性阴茎下曲，建议手术矫正，恢复阴茎的正常伸直状态。该手术相对简单，远期效果较好。

（谢起根　中山大学附属第一医院）

# 二、阴茎短小——“男”言之痛

## 23 男孩阴茎多小才算小阴茎？

**问题：**

我儿子9岁，阴茎看起来有点短小，但排尿和勃起时看起来并不短。到多家医院就诊过，有的医生说是小阴茎，需要进一步检查；有的医生说不是小阴茎，不用担心。如何判定孩子是不是小阴茎？

**回答：**

先天性小阴茎是指先天性阴茎发育短小，其发病率约为1.5/10 000。阴茎大小存在个体和种族差异。与欧美人群相比，亚裔人群的阴茎相对较短。

男孩的家长可能比较关注孩子的阴茎大小问题。由于诊断标准掌握得不准确，一些阴茎发育正常者可能被误诊为“小阴茎”，从而导致家长焦虑，进而做很多不必要的检查。事实上，儿童发育的个体差异，以及肥胖和筋膜分布异常导致的阴茎显露不良，亦可导致阴茎外观短小，但这并不属于小阴茎。因此，不是所有的阴茎短小均可做出“小阴茎”的诊断。

只有通过测量拉伸后的阴茎长度才能做出正确诊断。正确测量阴茎长度的方法为：在阴茎拉伸后（类似勃起后），从耻骨前（阴茎根部）到阴茎最前端的距离为阴茎长度（图 10A）。目前小阴茎的定义为阴茎长度小于平均值以下 2. 5 个标准差（SD）。我国男孩出生后的阴茎平均长度为 3. 1 cm，因此，当阴茎长度 <2. 3 cm时应考虑小阴茎诊断（图 10B）。

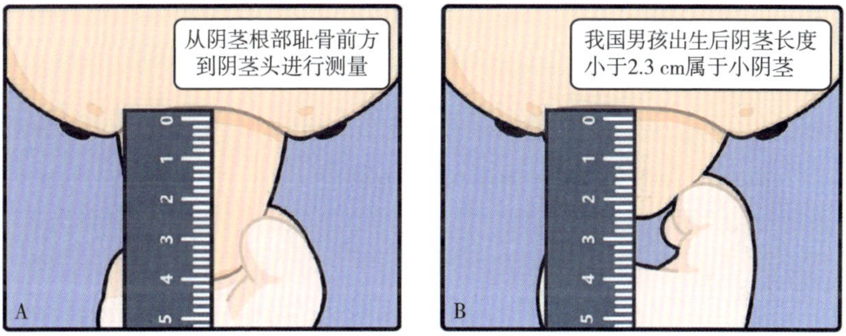


**图 10　测量阴茎长度的正确方法及小阴茎的示意图**

注：A. 测量阴茎长度正确方法；B. 小阴茎外观。

因此，如男孩父母怀疑孩子为“小阴茎”，请不要惊慌，先准确测量孩子的阴茎长度。如果阴茎长度在正常范围内，即使稍短小，也无须担心。

如果确诊为小阴茎，应做相应的内分泌评估及基因检测，以排除遗传问题和内分泌异常。如果以上检查结果均正常，则无须过分担心，患儿至青春期后在大量雄激素的作用下也有望发育正常。

（谢起根　中山大学附属第一医院）

## 24 阴茎短小，为何要做内分泌检查和基因检测？

**问题：**

我儿子14岁，阴茎看起来明显比同龄儿短小，睾丸位置正常但也较小。医生建议做个内分泌检查和基因检测，为什么要做这些检查呢？

**回答：**

遗传导致的睾丸雄激素分泌功能不足及对雄激素不敏感是小阴茎形成的主要原因。因此，小阴茎患者应行内分泌检查和基因检测（图 11）。

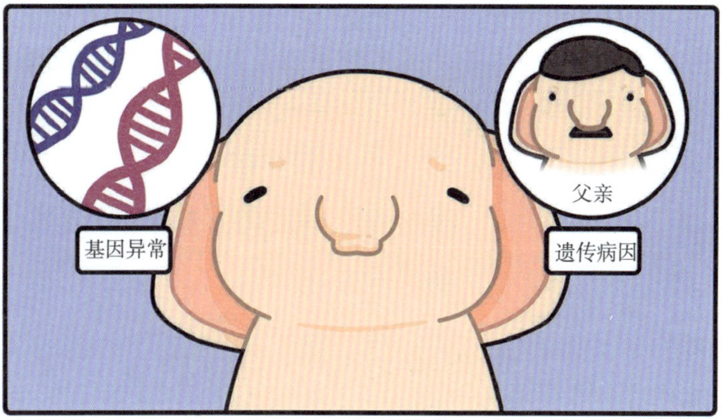


图 11　基因检测有望找到遗传病因

该患儿已到青春期，阴茎短小，睾丸也较小，有明显发育不正常的表现，怀疑小阴茎，应做相应检查。

（1）睾丸内分泌检查：除了常规检测睾酮、促性腺激素、黄体生成素、雌激素、催乳素外，还需检测抗米勒管激素和抑制素B（反映睾丸支持细胞的功能）。对于雄激素合成异常患者，还需检测雄烯二酮、硫酸脱氢表雄酮、羟孕酮、孕烯醇酮等雄激素中间代谢产物的水平，这些检测可提示可能的遗传病因。睾酮水平正常但阴茎发育不良的患者应检测双氢睾酮水平。

（2）基因检测：可重点检测与阴茎发育相关的基因，如雄激素受体、5α-还原酶、黄体生成素受体等，此法更经济，但漏诊率稍高。进行全外显子及全基因组检测的诊断率更高。

通过内分泌检查和基因检测可寻找导致小阴茎的病因，针对病因进行治疗更加有效，还可以初步判断预后。如果排除了遗传学和内分泌异常，患儿的阴茎多数可以正常发育，也能缓解患儿及其父母因“小阴茎”诊断带来的焦虑。

（谢起根　中山大学附属第一医院）

## 25 什么药物可以促进男孩阴茎发育？

**问题1：**

我儿子12岁，阴茎短小，至医院就诊，被确诊为“小阴茎”。我们很担心会影响他以后的阴茎长度和性功能，有药物可以增长阴茎吗?

**问题2：**

我儿子3岁，阴茎看起来明显比同龄儿短小，去医院做内分泌检查，结果没问题，这种情况需要使用药物治疗吗?

**回答：**

阴茎是雄激素作用的靶器官，阴茎发育主要分 2 个阶段：①胎儿期。男性胎儿在睾丸分泌的雄激素高峰作用下阴茎形成并发育；出生后较长一段时间内阴茎生长缓慢，故出生后阴茎发育缓慢是正常生理现象，不必过分担心。②青春期。在神经内分泌作用下，睾丸分泌雄激素的第二个高峰来临，此时阴茎加速生长。由此可知，雄激素是阴茎发育的关键，小阴茎的主要治疗方法也是补充雄激素。

雄激素主要包括睾酮和双氢睾酮。双氢睾酮的雄激素样作用是睾酮的 20 倍，但其制剂相对较少且不易取得。目前睾酮补充的临床应用较广，补充的睾酮可在体内 5α–还原酶作用下转化为双氢睾酮；而对雄激素不敏感、5α–还原酶缺乏的患者建议补充双氢睾酮。

雄激素有口服、肌内注射及外用等制剂。雄激素缺乏时，通过口服或肌内注射雄激素可改善全身所有雄激素靶器官的雄激素缺乏表现，但其不良反应也相应增加；局部外用雄激素主要作用于局部，但也有一定的全身作用（图 12）。

近年来，睾酮和双氢睾酮凝胶的外用制剂逐渐广泛应用于临床，成为小阴茎治疗的首选。该制剂不仅可以重点促进阴茎发育，也可减少对下丘脑–垂体–性腺轴的负反馈作用，以及雄激素的全身不良反应。

滥用雄激素可导致性早熟、睾丸萎缩、心血管并发症，影响

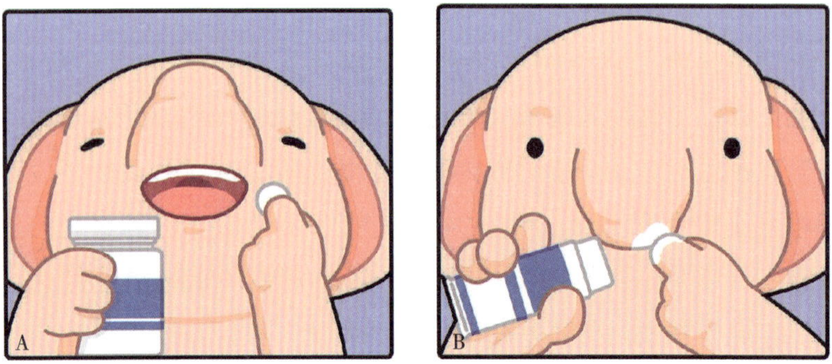


**图 12　雄激素药物**

注：A. 睾酮片；B. 双氢睾酮凝胶。

患儿身体发育，故必须慎用。在雄激素刺激治疗前，应充分评估患儿病情，确有适应证者才可使用。一般来说，雄激素缺乏患儿可放心使用；小阴茎患儿在青春期启动后应用较为合适，也可以尝试在青春期前短期应用外用雄激素；此外，雄激素刺激治疗亦可用于评估阴茎对雄激素的反应性，或尿道下裂患儿在术前短期应用以促进阴茎发育。

患儿 2 的内分泌没有异常，不建议应用雄激素刺激治疗。患儿 1 已到青春期，但阴茎仍明显短小，可阴茎外用雄激素刺激治疗。

（谢起根　中山大学附属第一医院）

## 26 怎样判断男孩的阴茎是“真短”还是“假短”?

**问题:**

我儿子的阴茎看起来明显比同龄儿短小，勃起时似乎也短小，有的医生说是“先天性小阴茎”，有的医生说不是“小阴茎”，而是“隐匿阴茎”。这两种病怎样辨别呢?

**回答:**

先天性小阴茎是指先天性阴茎发育不良，导致阴茎短小，这属于“真短”。隐匿阴茎是由于阴茎皮肤筋膜分布异常，阴茎藏在皮下，显露不良，导致阴茎外观短小，但阴茎发育正常，这属于“假短”。

这两种疾病多单独存在，偶尔同时存在。由于治疗方法不同，预后也不同，故须准确辨别。具体包括以下几个方面。

(1) 观察平时的外观：隐匿阴茎外观似圆锥状或土堡状，显露部分为包皮，包皮外口非常狭窄，可见包皮狭窄环；小阴茎外观正常，只是短小，也多合并包皮外口狭窄。

(2) 观察勃起时的长度和外观：隐匿阴茎通常在勃起时看起来不短，并且勃起时可以看到皮肤筋膜牵拉束缚阴茎的现象；而小阴茎在平时和勃起时均明显较同龄儿短小。

(3) 按压阴茎根部周围皮肤，观察阴茎体发育：将阴茎根部周围的皮肤向内挤压，阴茎即可显露，此时观察阴茎发育。若阴茎发育良好，则为隐匿阴茎，放手恢复自然状态后，阴茎大部分仍会回缩至皮下脂肪内；若阴茎发育差，则为先天性小阴茎。

(4) 测量阴茎长度：准确测量拉伸的阴茎长度才能准确辨别先天性小阴茎和隐匿阴茎，长度正常者为隐匿阴茎。我国男孩出生后阴茎的平均长度为 3. 1 cm，当阴茎长度<2. 3 cm 时应考虑小阴茎诊断。

测量小阴茎患儿阴茎长度的方法前文已经介绍，那应如何测量隐匿阴茎患儿的阴茎长度呢？具体操作为：按压阴茎根部周围皮肤，显露阴茎后，从耻骨前到阴茎最前端的距离即为阴茎长度（图 13）。掌握正确的测量方法，才能准确判断。

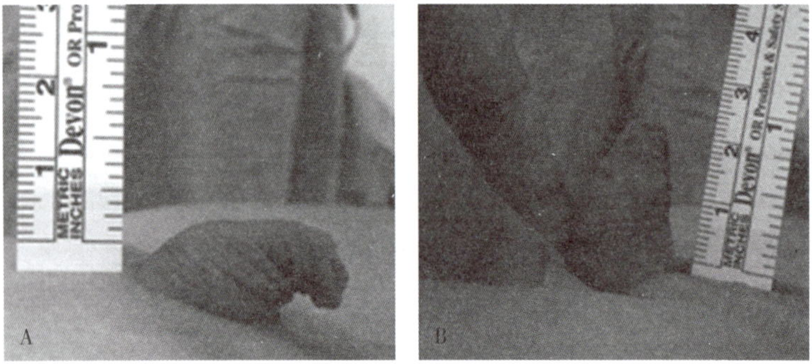


**图 13　测量隐匿阴茎长度的方法**

注：A. 错误方法；B. 正确方法。

（谢起根　中山大学附属第一医院）

# 27 为何会“人胖鸡鸡短”？

**问题 1：**

我儿子现在 8 个月，比较胖，体重 10 kg。他出生时“小鸡鸡”还挺长的，现在却特别短。这让我非常困惑，为什么孩子长大了，“小鸡鸡”反而变短了？

**问题 2：**

我儿子今年 8 岁，长得胖乎乎的，但阴茎看起来非常短小，躺下时几乎看不到，跟他的体型很不相称。医生建议孩子减肥。肥胖会导致阴茎短小吗？减肥有用吗？

**回答：**

从临床表现来看，患儿 1 和患儿 2 可能是埋藏阴茎，均是由阴茎显露不良导致的阴茎外观短小。

埋藏阴茎主要表现为阴茎埋藏于耻骨前，导致阴茎外观短小，呈土堡状，于耻骨前可触及发育正常的阴茎，包括完全型埋藏阴茎和部分型埋藏阴茎（图 14）。

埋藏阴茎主要由肥胖导致。俗语说“人胖鸡鸡短”，说的就是这种现象。肥胖导致耻骨前脂肪堆积过多，进而导致阴茎“藏

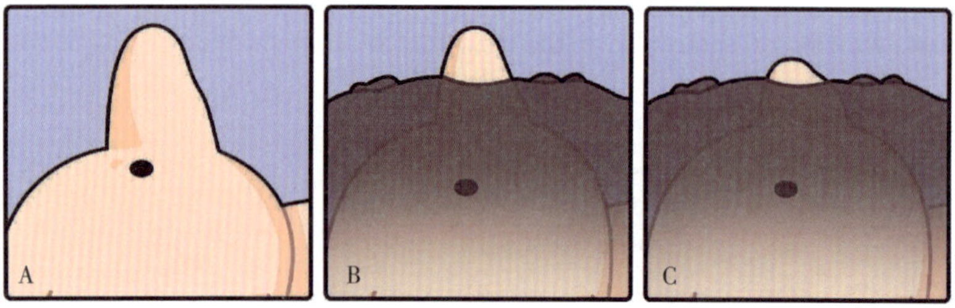


**图 14　埋藏阴茎的外观**

注：A. 正常显露阴茎；B. 部分型埋藏阴茎；C. 完全型埋藏阴茎。

起来”。此外，其他罕见的病因包括包皮切除所致的瘢痕形成、萎缩性硬化性苔藓和盆腔淋巴水肿导致的阴茎皮肤缺失等。

由肥胖引起的埋藏阴茎会随着儿童年龄增长而逐渐好转。肥胖还可导致雄激素分泌减少及雄激素敏感性下降，通过运动减肥不仅可减少耻骨前脂肪堆积，改善阴茎显露，而且可以增加雄激素分泌，提高雄激素的敏感性，进而促进阴茎发育。因此，肥胖引起的埋藏阴茎是可能自愈或经过减肥后好转的。

1 岁前的婴儿大多会出现“婴儿肥”，导致患儿出现一过性埋藏阴茎。笔者建议此时不必急于治疗。

患儿 1 在出生后阴茎很长，后面出现埋藏阴茎，阴茎看起来非常短小，是由 8 月龄时的肥胖导致；到 1 岁后，很多婴儿因活动增加会明显变瘦，阴茎显露有望自然改善，故为正常现象，不必急于处理。患儿 2 通过运动减肥也有望改善埋藏阴茎的表现。

对于诊断为埋藏阴茎的肥胖患儿，建议节制饮食、多运动。通过减肥，有望改善阴茎显露，重建自信。

（谢起根　中山大学附属第一医院）

## 28　阴茎延长术真的可以延长阴茎吗？

**问题 1：**

我儿子 11 岁，阴茎很短，医生说是“隐匿阴茎”，建议做隐匿阴茎延长整形术。这个手术真的可以延长阴茎吗？

**问题 2：**

我儿子 14 岁，阴茎很短，被诊断为“小阴茎”。这让孩子很自卑，请问他可以做阴茎延长术吗？

**回答：**

随着人们对男性健康的日益关注，阴茎长短问题也越来越受到重视，因阴茎短小而就诊的患者也越来越多，很多男孩的父母希望能改善孩子阴茎短小的问题。他们可能听说过阴茎延长术，但对其适应证、手术方式及手术效果不甚了解。下文将对这些常见问题进行介绍。

（1）适应证：阴茎延长术只能改善阴茎显露，主要适用于阴茎显露不良患者，如隐匿阴茎、蹼状阴茎、束缚阴茎，而不适用于先天性小阴茎患者。

（2）手术方式：阴茎延长术通过切除包皮内板、解除阴茎皮肤狭窄环、松解阴茎浅深筋膜，以改善阴茎显露。从手术步骤来看，实际上并无延长阴茎海绵体的过程，故不能从根本上延长阴茎（图 15）。

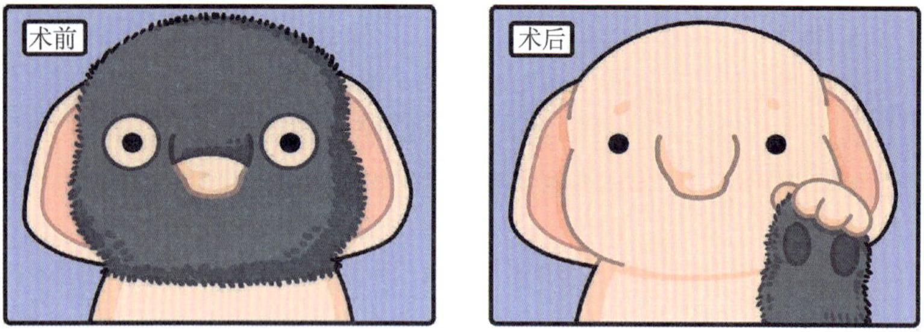


图 15　手术不能延长阴茎的实际长度

（3）效果：从临床随访的结果来看，阴茎延长术只能改善阴茎显露，但在外观上，阴茎延长的效果一般，尤其对于阴茎本身发育不佳的患者。对于小阴茎或阴茎显露不良，术后阴茎仍短小者，需要通过补充雄激素以促进阴茎发育，才能真正延长阴茎。

患儿 1 是隐匿阴茎，可考虑手术治疗，但手术效果一般。

患儿 2 是小阴茎，阴茎延长术无法改善症状，需要补充雄激素刺激治疗，才能真正延长阴茎。

因此，阴茎延长术并不能真正延长阴茎，只能改善阴茎外露效果，故切勿盲目手术！

（谢起根　徐　哲　中山大学附属第一医院）

# 三、阴茎损伤
# ——伤了“命根”，勿留祸根

## 29 怎么判断阴茎有没有受伤？

**问题：**

我儿子6岁，跟同学打架时被踢到了“小鸡鸡”，包皮有点渗血，可以正常排尿，怎样判断有没有伤到阴茎呢？

**回答：**

阴茎损伤并不罕见，根据损伤的部位可分为包皮损伤、尿道损伤和阴茎海绵体损伤。包皮损伤的伤口较为浅表，较易发现并确诊；其病情较轻，多数进行非手术治疗即可，部分患者需手术缝合。尿道损伤和阴茎海绵体损伤则较为隐蔽，有时较难发现，治疗也较为棘手。阴茎损伤的具体表现及判断方法如下。

(1) 受伤史：根据受伤原因、外力强度、外力方向，对有无阴茎损伤可能及损伤的严重程度有一定的预测作用。若为轻微外力，阴茎损伤的可能性较小；若为暴力撞击、刀割伤，则要注意阴茎损伤的可能。

(2) 疼痛、排尿、出血情况：一般来说，疼痛剧烈多提示有阴茎损伤可能。若整个阴茎体无自主疼痛和触痛，则阴茎损伤可能性小。抗拒排尿、排尿不畅、尿潴留、尿中带血、排尿疼痛多提示有尿道损伤；如尿道持续出血则提示有尿道损伤；排尿通畅、无痛、无尿中带血则多无尿道损伤。

(3) 阴茎肿胀、淤血情况：阴茎肿胀、皮下淤血、疼痛剧烈，甚至触及波动感，提示阴茎有损伤出血可能；若阴茎皮肤无隆起，未见淤血，阴茎体直径没有变化，触诊全程光滑、无痛，提示无阴茎海绵体损伤。

对于单纯的包皮损伤、较轻的尿道和阴茎海绵体损伤，经及时处理后，一般不会影响阴茎排尿和勃起功能。但是，对于阴茎离断伤和严重挫裂伤，若处理不及时，则有阴茎坏死、萎缩的风险。

阴茎损伤后有较多表现，特别要注意排尿和阴茎肿胀的情况。如排尿正常且阴茎无肿胀，说明阴茎损伤较轻，无须过虑；反之则要及时处理阴茎损伤，防止后遗症的发生。

（谢起根　徐　哲　中山大学附属第一医院）

# 第 3 章

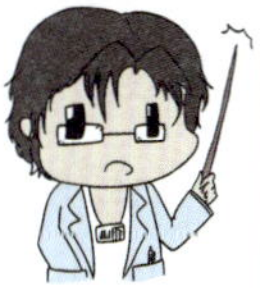

# 睾丸疾病："蛋"丸之地的生育危机

## 一、隐睾——错过治疗时机可致不育

### 30 男孩阴囊内摸不到睾丸是怎么回事？

**问题：**

我儿子 1 岁多，我们发现他的右侧阴囊内摸不到睾丸。去医院做彩超检查，在腹股沟处也没有看到睾丸，这是怎么回事？

**回答：**

从该患儿的临床表现来看，隐睾的可能性大。

隐睾是小儿最常见的先天性生殖系统疾病，是指睾丸位置发育异常，未下降至正常阴囊位置。根据睾丸所停留的位置，隐睾可分为腹腔型、腹股沟型和阴囊入口型。

腹腔型隐睾患者的睾丸位于腹膜后，受腹腔高温影响，睾丸萎缩程度和癌变概率较腹股沟型隐睾高，而且癌变后很难被发现，发现时多为晚期。因此，腹腔型隐睾更需要手术处理。该患儿在阴囊和腹股沟内均未找到右侧睾丸，不代表一定没有右侧睾丸，也存在睾丸位于腹腔的可能性。但无论是腹腔型隐睾还是睾丸缺如，均有手术探查睾丸的必要，以明确有无睾丸及其所处位置；若存在睾丸，则考虑固定或切除。“缺如”的本义是欠缺、不存在。正常人体中应有的部分（如组织、器官等），在某些人体中没有就叫缺如。例如，“右侧睾丸缺如”就是指没有右侧睾丸。

由于睾丸较小，当其位于腹腔时，彩超或 MRI 检查均难以发现。因此，当体检和彩超、MRI 检查不能找到睾丸时，进行腹腔镜探查是明确睾丸位置的最佳选择。

隐睾手术有助于促进睾丸发育，可保留睾丸内分泌和生精功能，预防睾丸萎缩和癌变，甚至可改善患者因隐睾造成的心理问题。

此外，从该患儿的临床表现来看，也不排除右侧性腺发育不良的可能。性腺发育不良是指胎儿期性腺未分化，即未长成睾丸或卵巢，呈原始发育不良状态。发育不良的性腺常位于腹腔，癌变风险比隐睾更高，此时更需手术探查及切除发育不良性腺。

综上可知，如果常规检查找不到睾丸，则更有手术必要！

（谢起根　中山大学附属第一医院）

# 31 睾丸受刺激后会缩起来，是隐睾吗？

**问题：**

我儿子今年 5 岁，平时看着 2 个“蛋蛋”在阴囊内，阴囊也很饱满。但一旦受刺激，如寒冷或体检时就会缩起来，这正常吗，是隐睾吗？需要做手术吗？

**回答：**

从该患儿的临床表现来看，这不是隐睾，而是正常的生理现象——提睾反射，不需要手术治疗。

精索含有提睾肌，可以提拉睾丸。提睾肌受腹壁神经支配。当受到外力或寒冷等刺激时，通过腹壁神经控制，提睾肌收缩，称为提睾反射。提睾反射在婴幼儿期较为活跃，至青春期后逐渐减弱。古有“缩阳入腹”之说，说明古人已经发现这一生理现象。

提睾反射有一定的自我防护意义（图 16）。在雄性进化过程中，由于睾丸较为浅表，经常受到外界环境刺激，容易损伤。提睾反射有助于保护睾丸免于外力损伤，在竞争中保护生育力。提睾运动在刺激消失后可停止，睾丸完全降至阴囊底部。但“患者”阴囊和睾丸发育良好。

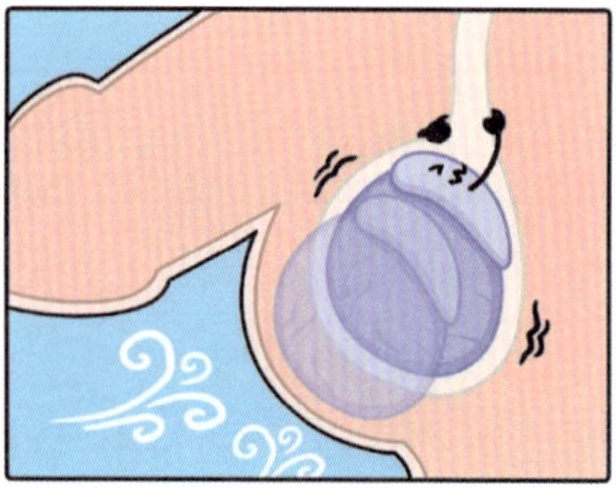

图 16　提睾反射示意图

隐睾是指睾丸下降异常，未下降至阴囊，属于先天性疾病之一。隐睾患者的患侧阴囊无睾丸且患侧阴囊发育差。隐睾常可合并腹股沟疝、睾丸扭转、睾丸恶变，影响睾丸发育，导致不育和性功能障碍，故必须处理。

滑动睾丸是指睾丸位置不固定，可在阴囊和腹股沟之间移动，其病因较为复杂，提睾反射、阴囊入口型隐睾、鞘膜积液等均可导致滑动睾丸。若偶尔放松时睾丸可降至阴囊，但多数情况下位置较高，甚至位于腹股沟，可用手推移至阴囊，但很快又回缩，则为阴囊入口型隐睾，这与提睾反射明显不同，需要手术治疗。若为鞘膜积液导致睾丸游走于阴囊和腹股沟之间，即使没有外界刺激，睾丸也可自发滑动至腹股沟，可用手将睾丸推回阴囊，推回阴囊后其可在阴囊停留较长时间，有睾丸嵌顿风险，更需要手术处理。

对于该患儿，可反复观察无刺激时睾丸的位置，若均位于阴囊，则为正常的提睾反射，无须过虑！

（谢起根　徐　哲　中山大学附属第一医院）

## 32 错过隐睾手术的最佳时机，还有必要做手术吗？

**问题：**

我儿子出生后右侧阴囊内就摸不到睾丸，当时听人说孩子长大后睾丸自然会出现，就没去看医生。但现在他 15 岁了，仍摸不到右侧睾丸，医生诊断为“隐睾”，说要手术治疗。网上说隐睾在 2 岁前就该做手术，我儿子现在已经 15 岁了，睾丸是不是已经萎缩了？还有必要做手术吗？

**回答：**

根据目前的治疗指南，隐睾手术一般建议在 0.5~1.5 岁完成。1.5 岁后，睾丸生精小管开始萎缩，因此，早期手术可以更好地促进睾丸发育，保护生育力。那么，是不是超过 1.5 岁就失去手术的意义了呢？显然不是。只要尽快将患儿的睾丸降至阴囊正常位置，均有望促进睾丸发育，保护生育力。因此，只要确诊为隐睾，无论患者年龄多大，均应积极处理。具体原因如下。

（1）随着年龄的增长，隐睾患者睾丸萎缩的概率逐渐升高。但这并非绝对，部分患者睾丸仍持续发育。临床偶尔可见成人双侧隐睾却仍有生育力，经手术探查后亦可见部分患者的睾丸在腹股沟甚至在腹腔仍有发育变大的现象，只是没有在阴囊的睾丸发育那么好。患者年龄较大时，由于精索发育与身体发育不同步，导致手术降至阴囊的概率下降。笔者在临床中发现，很多大龄男孩甚至成年男性隐睾患者仍有机会通过一次手术将睾丸降至阴囊；或进行分期手术，一期手术将睾丸降至腹股沟，二期手术再将睾丸降至阴囊。

（2）隐睾导致的睾丸萎缩会损害睾丸功能，影响性与生殖功能；还有部分患者因缺少一个睾丸而出现心理困扰，不敢与异性交往。因此，将睾丸降至阴囊，做一个“正常的男人”，减轻患者心理困扰，也有助于其性与生育力的保持。

（3）未萎缩的睾丸在腹腔、腹股沟发生癌变的概率高达30%，且癌变后无法触及，较难发现，发现时多为晚期，预后较差。因此，必须尽早处理隐睾，拆除随时可能爆炸的“核弹”。

该患者已经15岁，右侧睾丸萎缩的概率确实比较高，但一般不会萎缩消失，有必要进行手术治疗，以保留睾丸，预防其继续萎缩和癌变，为其将来结婚、生育创造条件。

（谢起根　中山大学附属第一医院）

# 33 出生后一侧阴囊内没有睾丸，一定要做手术吗?

**问题:**

我儿子 2 个月大，自出生就发现他右侧阴囊内没有“蛋蛋”，但阴囊发育尚好，偶尔可以在阴囊上方摸到“蛋蛋”，做彩超提示腹股沟下段隐睾，睾丸有可能自发降至阴囊吗? 一定要手术吗?

**回答:**

目前治疗指南建议隐睾手术的最佳年龄为 0.5~1.5 岁。既往多建议 1 岁后再手术治疗隐睾，主要原因是：①部分患者可“自愈”，即睾丸随着发育可逐渐降至阴囊；②部分患者经人绒毛膜促性腺激素（human chorionic gonadotropin，hCG）治疗后，睾丸可降至阴囊。

据统计，男孩刚出生时隐睾的发病率高达 3.0%，至 1 岁时约为 1.5%，说明随着年龄增长，确实有很多患儿自愈了。早产儿隐睾的发病率更高，由于其未完成足月儿在子宫内的发育过程（如睾丸下降），有望在出生后继续完成。

hCG 是胎盘分泌的激素，可以维持妊娠，促进胎儿生殖系统发育，对胎儿发育至关重要。hCG 既往是隐睾药物治疗的重要手段，很多低位隐睾（睾丸位于阴囊上方、腹股沟下段）患者经hCG治疗后可免除手术。然而，这一方法目前逐渐被摒弃，这与其效果不佳（治愈率低、治愈后再次回缩），以及可能会引起睾丸萎缩和性早熟等不良反应有关。

该患儿仅有2月龄，麻醉风险较高，而且阴囊发育好，说明睾丸位置离阴囊比较近，目前不必急于手术，可以给其“自愈”的机会。但考虑睾丸位置异常会影响睾丸发育，导致睾丸萎缩，影响性与生殖功能，如其1岁后仍未“自愈”，应积极考虑手术治疗。

目前，隐睾手术已经成为小儿外科的常规手术，创伤不大，效果较好，家长不必因担心手术风险而不进行手术治疗。

（谢起根　中山大学附属第一医院）

## 34 如何才能保留隐睾患儿的生育力？

**问题1：**

我儿子2岁，双侧阴囊摸不到睾丸，至医院行彩超检查也未找到睾丸。医生说睾丸有可能在腹腔内，需要做腹腔镜探查，但即使在腹腔内找到睾丸，如若无法保留，也很可能丧失生育力。

有什么办法能保留生育力呢?

**问题 2:**

我儿子 14 岁，最近发现左侧阴囊摸不到睾丸，而右侧发育正常。彩超检查发现其睾丸位于盆腔。医生建议手术，如果保留睾丸，则有分期手术可能，较为复杂；如果选择切除睾丸，则手术相对简单。该如何选择?

**回答:**

从临床表现来看，上述两位患儿均患有隐睾，均需注意保护生育力。

睾丸分泌雄性激素，产生精子，是生育力的关键。阴囊环境有利于睾丸发育和生精。无论是何种类型的隐睾，只有保留睾丸并尽早将其降至阴囊，才能更好地保护生育力。

根据睾丸位置，隐睾分为腹腔型、腹股沟型和阴囊入口型。不同类型的隐睾，其手术方式有所不同，睾丸降至阴囊的概率亦有所不同。此外，不少家长对睾丸的重要性和隐睾的危害重视不够，导致很多患者延误诊治，至就诊时，患者的睾丸已然萎缩。因此，隐睾的类型、处理时机和处理方法与患者的生育力密切相关，需要合理选择。

(1) 阴囊入口型隐睾：位置很低，接近正常，对睾丸发育的影响较小，常可保留睾丸，对生育力也影响较小。但此种类型的隐睾常被家长忽视，即使医生建议手术，也多因担心手术损伤而出现延误手术的情况，临床可见此类患者因过晚手术而出现睾丸萎缩。因此，阴囊入口型隐睾也应早期手术。

（2）腹股沟型隐睾：位置较低，多数一次手术便能将睾丸降至阴囊。因此，对于腹股沟型隐睾，即使睾丸发育较差，只要睾丸结构基本正常，无癌变，无完全萎缩，也不应简单切除睾丸，而应积极将睾丸降至阴囊。发育较差的睾丸降至环境更为合适的阴囊后有望继续发育，保留内分泌功能，甚至保留生育力。

（3）腹腔型隐睾：位置较高，对睾丸发育的影响较大，一次手术降至阴囊的概率相对较低，因此，对生育力影响较大，处理需更加慎重。手术方式包括一期睾丸下降固定术、分期睾丸下降固定术和睾丸切除术。不可因手术难度放弃手术或行睾丸切除手术，切除一侧睾丸则生精能力减半，切除双侧睾丸则永远丧失生育力。当评估为即使分期手术也无法将睾丸降至阴囊时，单侧隐睾者可考虑切除；双侧隐睾者则建议保留，密切随访，若切除则应考虑行睾丸组织冻存，以保存生育力。若评估通过一期或分期手术可将睾丸降至阴囊，则应积极保留睾丸，不能因害怕要多次手术而切除睾丸。很多患者经多次手术后，最终成功将睾丸降至阴囊；即使只降至腹股沟下段，也有利于促进睾丸发育，保存生育力。

患儿 1 为双侧腹腔型隐睾，应尽量一期或分期保留睾丸并固定其于阴囊内。若不能降至阴囊，可考虑降至腹股沟；若无下降可能，可考虑暂留在腹腔；若确实无法保留，则需冻存睾丸组织后再手术。患儿 2 为单侧隐睾，也不应轻易切除睾丸。

总之，不管何种类型的隐睾，均应尽可能早期手术，保留睾丸，将睾丸下降至阴囊，最大限度地保存生育力。

（谢起根　中山大学附属第一医院）

## 二、睾丸肿瘤——生育与生命的平衡

### 35 婴幼儿也会得睾丸肿瘤吗?

**问题：**

我儿子出生时左侧阴囊比右侧稍大一些，医生说是“左侧睾丸鞘膜积液”。后来左侧阴囊越来越大，可以摸到一个包块且很硬。现在孩子 1 岁多，非常担心是不是长肿瘤了。请问，这么小的孩子睾丸也会长肿瘤吗?

**回答：**

婴幼儿期是睾丸肿瘤的高发期之一。因此，当家长发现男孩阴囊增大或触及阴囊包块时，需警惕睾丸肿瘤的可能。

婴幼儿的睾丸有很多原始生殖细胞。这些原始生殖细胞未分化，细胞分裂活性高，在先天携带的癌基因及后天环境因素的干扰下容易发生癌变，形成生殖细胞肿瘤。婴幼儿睾丸肿瘤有良性和恶性之分。良性者肿瘤生长缓慢，多为囊性；恶性者肿瘤生长迅速、质硬，多为实性。检查甲胎蛋白（alpha fetoprotein，AFP）和 hCG 水平有助于鉴别良恶性。良性者多为畸胎瘤，恶性者为卵黄囊瘤、绒毛膜癌、恶性畸胎瘤等。

婴幼儿睾丸肿瘤主要表现为单侧阴囊增大，可以摸到包块，包块质地较对侧睾丸硬且沉重如石头，透光试验阴性（即包块不透光）。年龄较长的患儿可主诉阴囊坠胀不适、疼痛。恶性肿瘤晚期者可有阴囊皮肤破溃；影像学检查可发现睾丸变形甚至消失，出现囊性、实性包块，肿瘤发生转移时可在腹股沟及盆腔发现较多增大的淋巴结，在肺部发现转移结节。恶性肿瘤患者的 AFP 和 hCG 水平可升高。因此，如果家长发现男孩的一侧阴囊逐渐增大，并摸到包块，体检发现 AFP 和 hCG 异常升高，均应至医院做进一步检查，排除睾丸肿瘤的可能。

睾丸鞘膜积液则表现为阴囊时大时小，阴囊可摸到囊性质软包块，可触及大小正常的睾丸，体检时透光试验阳性（即包块可透光）。

因此，若男孩的阴囊摸到一个质地很硬的包块，很大可能是睾丸肿瘤，需要尽早就诊。

（谢起根　中山大学附属第一医院）

# 36 睾丸长肿瘤了，一定要切除睾丸吗？

**问题 1：**

我儿子 8 岁，发现睾丸肿瘤，彩超考虑“右侧睾丸表皮样囊肿”，肿瘤位于睾丸上极，为良性。能保住睾丸吗？

**问题 2：**

我儿子 2 岁，右侧睾丸有肿瘤，血甲胎蛋白（AFP）升高，彩超检查提示还有部分睾丸实质在下极，能保住睾丸吗？

**回答：**

睾丸对于生育力十分重要。睾丸肿瘤分为良性肿瘤和恶性肿瘤，是否能保留睾丸，需要根据不同的病情而定。

（1）睾丸良性肿瘤：包括畸胎瘤、皮样囊肿、表皮样囊肿等。由于肿瘤无侵袭性，理论上将肿瘤剔除即可达到治愈的目的。然而，由于睾丸本身体积较小，如果肿瘤较大，甚至完全占据睾丸，或者肿瘤位于睾丸门，此时单纯切除肿瘤而保留睾丸则难以实现，往往将肿瘤及可能残留的睾丸一并切除。如果考虑为良性肿瘤，且肿瘤不大；或肿瘤为囊性，位于上极或下极，则考虑剔除肿瘤，剔除后将残存睾丸缝合修补，后续定期复查睾丸彩超。患儿1的睾丸肿瘤为表皮样囊肿，是良性的，位于睾丸上极，可以考虑剔除肿瘤，保留睾丸。

(2) 恶性睾丸肿瘤：包括卵黄囊瘤、绒毛膜癌、恶性畸胎瘤、胚胎癌、横纹肌肉瘤等。由于恶性程度高，而对侧睾丸往往足够保证性与生殖功能，多建议切除病变侧睾丸。目前有研究对恶性生殖细胞肿瘤患者进行术前化学治疗（简称“化疗”）或新辅助化疗，将肿瘤缩小后剔除，保留睾丸，但必须严格选择适应证（如肿瘤较小、对化疗非常敏感）。术后需密切监测肿瘤指标并复查彩超，如有残留或复发征象，则需考虑切除睾丸。恶性肿瘤保留睾丸的研究尚处在起步和试验阶段，经验不多。患儿2的睾丸肿瘤考虑为恶性生殖细胞肿瘤，恶性程度高，建议切除睾丸。也可试行先化疗，再看能否在保留睾丸的前提下剔除肿瘤。

（谢起根　中山大学附属第一医院）

## 37 化疗损伤睾丸，如何保留生育力？

**问题：**

我儿子2岁，最近确诊为“白血病”。医生建议进行高强度化疗，但同时告知化疗很可能引起睾丸损伤，失去生育力。有什么办法可以保留孩子的生育力呢?

**回答:**

白血病是儿童常见的恶性血液系统疾病，俗称“血癌”。既往白血病患者的死亡率高，治疗效果差，对白血病患者治疗后的生育力方面关注不多。近年来，白血病的治疗效果越来越好，80%~90%的白血病患者可得到治愈，获得长期生存，但约30%的患者在治疗后会丧失生育力。

白血病细胞株容易侵犯睾丸，破坏睾丸结构和功能，此时需进行高强度化疗、局部放射治疗（简称“放疗”），甚至切除睾丸。如果双侧睾丸被侵犯，则睾丸功能衰竭的概率很高。睾丸是分泌雄激素和产生精子的器官，其功能的丧失可导致患者失去性与生殖功能。因此，一旦白血病侵犯睾丸，则要高度重视对睾丸形态和功能的保护。

此外，白血病往往需要进行高强度化疗，即多药联合、大剂量、多疗程，有时甚至可以完全清除骨髓。高强度化疗对肿瘤细胞有较强的杀伤作用，但对正常器官的损伤也很严重。现已证实高强度化疗可导致睾丸萎缩、生精功能下降甚至丧失。因此，白血病的化疗也需注意性与生殖功能损害的问题。

以下策略有望保存男性白血病患者的生育力。

（1）冻存部分睾丸组织：在化疗前，应评估化疗方案，结合既往临床经验，如果预估高强度化疗会导致患者生育力丧失，则可提前冻存部分睾丸组织。儿童的睾丸无生精能力，无法冻存精子，但可以冻存睾丸组织。冻存的睾丸组织复苏后，将来可以在雄激素的刺激下获得生精能力，产生精子，后通过人工授精，可以让患者获得遗传学上属于自己的孩子。如果冻存的睾丸组织量较大，还可能在将来复苏后，重新植入体内。

（2）选择对睾丸组织损害较小的化疗药物和方案：白血病化疗的新方案日益增多，可尽量选择对睾丸组织损害较小的药物和方案。有研究发现，白血病化疗中使用的烷化剂类化疗药物（如环磷酰胺、异环磷酰胺）对睾丸毒性强，如能减少此类药物的应用剂量，则可保护睾丸功能。此外，若能研究出某种无法通过血-生精小管屏障，甚至不进入睾丸的化疗药物，则有望保护睾丸功能。

（谢起根　高　勇　中山大学附属第一医院）

## 三、睾丸附睾炎——预防重于治疗

### 38 睾丸附睾炎有何危害，又该怎么治疗？

**问题：**

我儿子 14 岁，3 周前出现阴囊肿痛，左侧睾丸明显增大，阴囊皮肤发热。彩超检查考虑“睾丸附睾炎”，该怎么治疗？这个病有什么危害？

**回答：**

睾丸附睾炎是睾丸炎和附睾炎的统称，睾丸炎和附睾炎常合并存在或相互蔓延。睾丸附睾炎多由邻近器官感染蔓延所致，表现为阴囊局部红肿、发热、疼痛，触痛明显，拒按，可伴有全身发热，腹股沟区或下腹部牵涉痛等。睾丸附睾炎多继发于尿道、前列腺或精囊感染（图 17）。

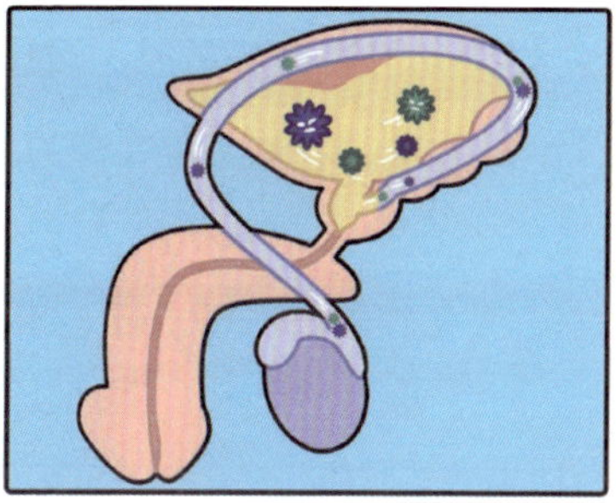

图 17　尿路感染时，带有病菌的尿液沿着输精管逆流而上到附睾，引起睾丸附睾炎。

睾丸炎可损害睾丸生精细胞和间质细胞，形态上表现为睾丸瘢痕形成、睾丸萎缩，影响生精和雄激素分泌功能，严重者可导致不育和性功能障碍。附睾炎可导致附睾结构破坏、增厚、堵塞，影响储存和输出精子的功能，导致不育。因此，应积极治疗睾丸附睾炎，以避免并发症的发生。具体治疗策略如下。

（1）抗感染治疗：若为细菌感染则需使用抗生素治疗；若为病毒感染则进行抗病毒治疗，如腮腺炎病毒感染时，可用干扰素治疗。

（2）镇痛治疗：疼痛明显时可进行药物镇痛治疗，同时还有一定的消肿作用。

（3）物理治疗：局部冷敷降温，阴囊托带托住阴囊以减轻疼痛，保护睾丸。

（4）病因治疗：若继发于尿路梗阻，以及尿道、前列腺或精囊感染，应同时治疗原发病。

（5）切开引流：当睾丸附睾炎严重时，可出现睾丸附睾积脓，此时非手术治疗效果一般，需切开阴囊甚至睾丸附睾引流脓液。

（谢起根　中山大学附属第一医院）

## 39　睾丸附睾炎为何会反复发作？

**问题 1：**

我儿子 6 岁。2 岁时做了尿道下裂手术，术后排尿正常，但反复发作 4 次睾丸附睾炎，抗感染治疗 1 个多月才好。睾丸附睾炎为何会反复发作?

**问题 2:**

我儿子 8 岁，从 2 岁开始便反复发作睾丸附睾炎。为何会反复发作? 有没有什么特殊病因?

**回答:**

临床上，确实可见部分男孩睾丸附睾炎反复发作，损害睾丸形态及功能，值得家长和医生重视。常见原因如下。

（1）泌尿生殖系统畸形：许多泌尿生殖系统畸形（如前列腺囊、后尿道瓣膜、尿道狭窄、尿道下裂）可导致输精管异位开口、尿道压力增加、输精管尿液反流，容易导致睾丸附睾炎反复发作。

（2）泌尿生殖系统结核：结核分枝杆菌感染肾、输尿管、膀胱和尿道时，容易合并附睾结核；附睾结核迁延不愈，类似于睾丸附睾炎发作。此种情况，需要全面排查患者有无泌尿系统结核病变，若确定有泌尿系统结核，应注意附睾结核可能。当患者反复发作睾丸附睾炎时，需注意结核可能。

在治疗方面，除了积极抗感染治疗外，还应治疗原发病，例如，清除泌尿系统结核病灶、解除尿道梗阻等；有前列腺囊者可考虑切除前列腺囊。如果病因无法解除，可考虑进行输精管结扎，阻断尿液反流至附睾。

患儿 1 的病因可能是尿道下裂，应注意合并前列腺囊可能，治疗方面可考虑进行输精管结扎。患儿 2 可考虑行膀胱尿道造影和泌尿系统彩超，排查泌尿系统结核，明确有无特殊病因；如果不能明确病因，必要时也可考虑进行输精管结扎。

（谢起根　中山大学附属第一医院）

## 40 小时候得腮腺炎，为何会影响男性的生育力？

**问题：**

我儿子 12 岁，最近得了腮腺炎，医生说多数会自愈。但发病后 3 天开始阴囊隐痛，后出现明显的睾丸肿痛。腮腺炎会引起睾丸问题吗？会不会影响生育力？

**回答：**

流行性腮腺炎是儿童和青少年的常见疾病。腮腺炎可由细菌、病毒、自身免疫等因素引起，最常见的是由腮腺炎病毒引起，好发于春季且易通过飞沫、呼吸道传播，具有很强的传染性，被称为流行性腮腺炎。

然而，得了腮腺炎会引起睾丸炎，甚至影响生育力是否有些危言耸听呢？其实，看似风马牛不相及的 2 种疾病，有时却有着密切的联系。

腮腺炎病毒除了容易感染腮腺，同样也会引发睾丸炎，导致患者出现睾丸肿痛，从而引起生精小管变性、生精细胞减少，造成部分患者单侧或双侧睾丸萎缩，最终导致少、弱精子症，甚至无精子症。因此，腮腺炎患者出现睾丸肿痛，需警惕“蛋蛋危机”（图 18）。

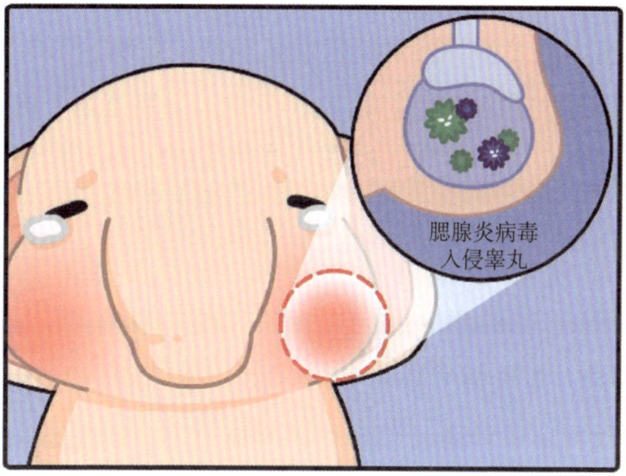


图 18　腮腺炎病毒感染可能并发睾丸炎

有 15%~35%的男性流行性腮腺炎患者并发睾丸炎，临床主要表现为睾丸肿胀、疼痛，伴发热，可有呕吐、腹痛等症状，其中 30%~50%的患者在痊愈后可发生不同程度的睾丸萎缩。睾丸萎缩如累及单侧，可导致精液质量下降、精子计数减少，一般不影响生育；但少部分患者（约 25%）双侧睾丸受累，可引起精子生成障碍，进而导致不育。

一般认为，流行性腮腺炎并发睾丸炎对青春期后的青少年生育力影响相对较大，对青春期前睾丸尚未发育完毕的儿童影响较小。因此，青春期后的青少年及成年男性流行性腮腺炎患者，更应积极治疗。在临床无精子症的诊治中，也可见到儿童时期曾患腮腺炎并发生睾丸萎缩的病例，故不可大意。

男性流行性腮腺炎患者如早诊断、早治疗、早隔离，大部分能避免不育症的发生。防治流行性腮腺炎应从以下几点做起。

（1）从预防角度着手：目前“麻腮风三联疫苗”已纳入国家第一类计划免疫接种疫苗，对流行性腮腺炎具有预防作用。

（2）重视疾病，积极治疗：对于男性流行性腮腺炎患者应加以重视并积极治疗，防止发生并发症，防治并发不育的严重后果。

（3）对于既往患流行性腮腺炎并发睾丸炎已导致不育的患者，应及时到泌尿男科或生殖医学科进行规范的诊断和治疗，包括进行促睾丸生精治疗，并结合应用辅助生殖手段。

（李湘平　谢起根　中山大学附属第一医院）

# 四、睾丸扭转——突发“蛋疼”不是小事

## 41 如何早期识别男孩睾丸扭转？

**问题：**

我邻居的儿子 12 岁，晚上睡觉时突然出现阴囊肿痛。当时家长以为只是睾丸发炎，没有及时去医院就诊。后来一直没有好转，2 天后做彩超提示睾丸扭转、坏死，家长非常后悔。我家也有男孩，请问如何能早期发现孩子发生睾丸扭转呢?

**回答：**

如果发生睾丸扭转，睾丸会出现缺血；如扭转超过 24 小时，多数会发生睾丸坏死、萎缩。因此，睾丸扭转必须早期识别，以降低睾丸坏死的风险。

睾丸扭转好发于婴幼儿及青少年。婴幼儿睾丸鞘膜腔较大，睾丸活动度大，睾丸容易发生扭转。睾丸扭转后，因没有主诉，极易被家长疏忽。青少年睾丸处于发育期，在活动及静息时均可

出现睾丸扭转。那么，如何早期识别睾丸扭转呢?

（1）当婴幼儿出现不明原因的哭闹不止、阴囊红肿、阴囊触痛时，应警惕睾丸扭转的可能，应立即就诊（图 19）。

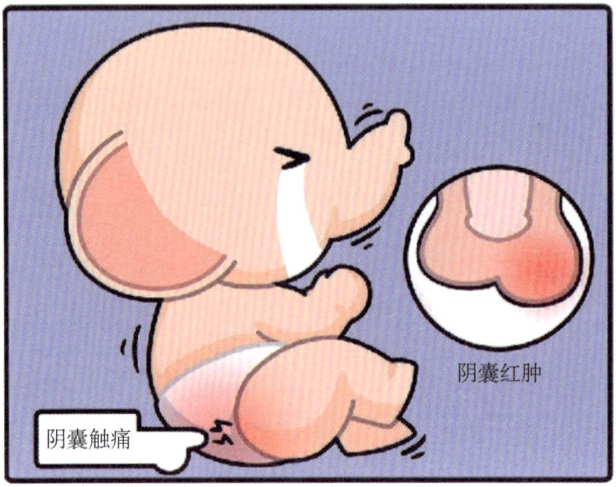


图 19　婴幼儿睾丸扭转征象

（2）对于任何不明原因的急性阴囊和睾丸疼痛，均应注意睾丸扭转可能，要立即就诊。多数被延误诊断的患者，往往自以为只是单纯的炎症，没有引起足够重视。睾丸炎表现为阴囊肿痛，开始时疼痛较轻，慢慢出现红肿。而睾丸扭转患者常在运动时突然出现腹股沟区及阴囊疼痛，疼痛较为剧烈，有时也可在静息时出现，如睡觉时突然痛醒。由于两者均表现为阴囊和睾丸肿痛，较难鉴别。对于家长来说，由于知识有限，很难通过症状体征进行鉴别，最好的办法就是立即就医。

（3）警惕睾丸扭转早期症状：腹股沟区及下腹部放射痛。睾丸扭转早期常出现扭转侧腹股沟区及下腹部放射痛，睾丸多数并无肿大，此时不应单纯考虑胃肠炎，应警惕睾丸扭转。

（4）彩超检查睾丸血供：任何不明原因的急性阴囊和睾丸疼痛，均应立即进行彩超检查。通过彩超检查可以观察精索和睾丸血供，睾丸、附睾大小及形态，以及睾丸鞘膜积液情况。

（5）试行手法复位：该法只能由经验丰富的医生完成，患儿及患儿家长缺乏相关经验，不能自行手法复位。只有高度怀疑睾丸扭转、基本排除睾丸附睾炎时，为了防止睾丸坏死，在发病早期（6 小时内）可试行手法复位，且最好在彩超监测下进行。睾丸扭转常由外侧向中线旋转，手法复位则将睾丸向外侧旋转，以期解除扭转。解除扭转后，睾丸疼痛可明显减轻，复查彩超可见血供改善。

（6）手术探查：若通过临床表现和彩超检查均不能排除睾丸扭转，应果断进行手术探查，肉眼观察睾丸及精索有无扭转。很多患者在轻度扭转或扭转早期疼痛较轻，彩超检查亦可见血运，故容易漏诊。考虑睾丸坏死萎缩的严重后果，应及时进行手术探查。

因此，凡是出现急性阴囊、睾丸、腹股沟区疼痛，均应尽快就诊，排除睾丸扭转，切不可掉以轻心。

（谢起根　邓春华　中山大学附属第一医院）

# 42 睾丸附件扭转是怎么回事?

**问题：**

我儿子 6 岁，在没有外伤的情况下突然出现左侧阴囊肿痛。做彩超显示睾丸血供正常，睾丸没有肿大，痛了 5 天，复查彩超还是没有变化，医生怀疑是“睾丸附件扭转”。请问睾丸附件扭转是怎么回事?

**回答：**

睾丸附件是位于睾丸上极前面的囊状小体，主要为胶样物质或结缔组织，不具备生理功能。正常的睾丸附件最长径大多不超过 1 cm，有蒂，呈较规则的卵圆形或“水滴”状。

青春期男孩，由于雄激素的作用，睾丸附件体积变小，容易发生扭转。很多患者出现睾丸附件扭转会表现为阴囊突发的疼痛，以钝痛为主，也有绞痛，且疼痛程度不一，疼痛会放射至下腹部，甚至有恶心、呕吐等全身症状；伴有阴囊部分红肿，触痛轻，有时仅局限于睾丸上极或睾丸及附睾的某一点，多无阴囊抬举痛和精索压痛。

在阴囊急症中，睾丸附件扭转的发病率居首位。尽管睾丸附件扭转不会导致睾丸缺血坏死，但由于在症状上无法与睾丸扭转相鉴别，因此，积极诊治十分必要。当男孩出现阴囊疼痛时，家长千万不能掉以轻心，睾丸附件扭转与睾丸扭转、急性附睾炎等阴囊急症表现很相似，一定要及早就医，进行阴囊彩超检查。

（谢起根　万　子　中山大学附属第一医院）

## 43 睾丸扭转 5 小时了，还有希望抢救睾丸吗?

**问题：**

我儿子打完篮球后不久出现左侧阴囊疼痛，到医院做彩超怀疑睾丸扭转，医生说要马上手术。现在已经 5 个小时了，还有希望抢救睾丸吗?

**回答：**

睾丸扭转的黄金治疗时间是发病 6 小时内，如在此期间内及时治疗，睾丸存活率较高；发病时间越长，睾丸坏死切除率就越高。该患者睾丸扭转 5 小时，需要紧急做手术抢救睾丸，而且抢救成功的概率很高。睾丸扭转是需要跟时间赛跑的外科急症之一，要尽早明确诊断，对可疑病例应及时手术探查，手术的目的是尽早为扭转的睾丸恢复正常血流。

研究表明，睾丸扭转的病理改变及预后与扭转时间和扭转角度有密切关系。据国外学者报道，睾丸扭转角度为 90°者，7 天内可出现坏死；扭转 180°者，3~4 天可出现坏死；扭转 360°者，12~24 小时出现坏死；而扭转 720°者，2 小时内即可出现坏死（图 20）。

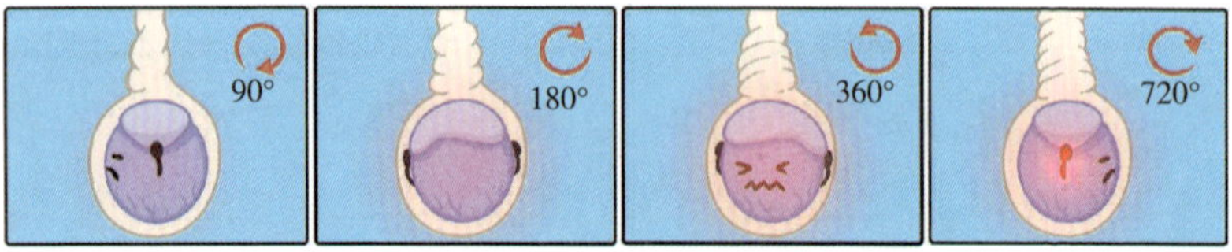


图 20　睾丸扭转示意图

睾丸扭转的发病时间越长，扭转角度越大，睾丸坏死的概率就越高，情况就越紧急。很多延误就医的患者都是疏于对此病的认识，加上涉及隐私、羞于启齿，导致错过最佳挽救时机。因此，要积极宣教睾丸扭转的危急性，提高群众对该病的认识，及时就诊，尽可能缩短发病至手术的时间。

（万　子　谢起根　中山大学附属第一医院）

## 44　睾丸扭转 1 周了，还有必要做手术吗？

**问题：**

我儿子 8 岁，左侧睾丸肿痛 1 周，一直按附睾炎治疗，做了彩超考虑睾丸扭转。医生说左侧睾丸已经坏死了，再做手术也不能挽救了，但有必要做个手术探查。这是为什么呢?

**回答:**

附睾炎的确是“蛋疼”的常见原因，但睾丸扭转可造成更严重的危害。发生睾丸扭转后，由于某些原因造成误诊或漏诊的也并不少见。睾丸扭转一旦超过 12 小时，睾丸坏死的概率大大升高。该患者的睾丸扭转病程已经 1 周，睾丸坏死基本已成定局。但此时仍有必要做手术，这时手术的主要目的不是挽救患侧睾丸，而是明确睾丸没有血供后将其切除，从而避免该侧睾丸持续产生抗精子抗体，削弱对侧睾丸功能。如果患侧睾丸坏死后未切除，影响了对侧睾丸，会导致重度少、弱精子症，甚至无精子症。此外，血流检测发现一侧睾丸扭转后，对侧睾丸的血流速度也会相应减慢，这是人体通过神经体液途径向对侧传递“缺血”信号，导致对侧睾丸“雪上加霜”。因此，对于已经坏死的睾丸，一定不能抱有“破罐子破摔”的心理，不要认为睾丸扭转后已经发生坏死就不再理会，殊不知，这会造成更加难以挽回的结果（图 21）。

此外，部分患者的睾丸扭转度数非常小，即使发病时间较久，睾丸也未必会缺血坏死，通过复位后还有希望恢复血供。

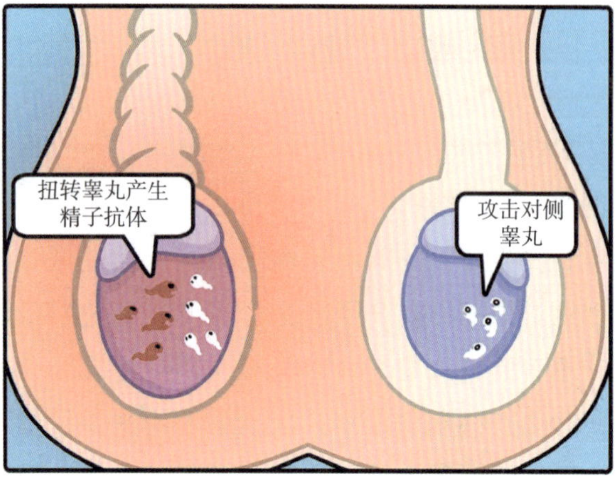


图 21　一侧睾丸扭转坏死波及对侧睾丸

（万　子　谢起根　中山大学附属第一医院）

## 45　一侧睾丸扭转，为何要固定对侧睾丸？

**问题：**

我儿子 13 岁，突然左侧睾丸肿痛，已经过了 12 小时，到医院做彩超怀疑睾丸扭转，医生说要马上手术探查左侧睾丸，并固定右侧睾丸。一侧睾丸扭转，为什么要固定对侧睾丸呢？

**回答：**

一侧睾丸扭转时，需要尽快做阴囊探查。如发现睾丸已缺乏血供且无法恢复，通常要进行睾丸切除；如果还有血供，要进行睾丸复位固定。但不论患侧睾丸具体怎样处置，均需要固定对侧的正常睾丸。

这是因为，如一侧发生睾丸扭转，则提示该患者存在睾丸扭转的先天因素，其对侧睾丸发生扭转的概率也较高，利用探查手术时创造的麻醉条件将对侧睾丸固定，可消除对侧睾丸发生扭转的可能。此外，一侧睾丸扭转已经损害生育力，必须保护对侧睾丸。一侧睾丸缺失后，如未进行对侧固定，一旦出现对侧睾丸扭转，患者将永久丧失睾丸功能，造成无精子症、性腺功能减退等不可挽回的后果。

此外，大众普遍对手术存在恐惧心理，尤其是涉及儿童生殖系统的手术，家长通常都惴惴不安，产生“会不会影响以后生育”之类的联想，希望手术尽量简化。但实际上，对侧睾丸固定是很常规的外科术式，手术时间并不会因此而增加很多，术后恢复进程也与只做单侧手术基本一致。因此，家长不必太过焦虑。最新的《中国泌尿外科疾病诊断治疗指南》提出，对于一侧睾丸扭转，除该侧探查之外，推荐对对侧睾丸进行固定（图 22）。

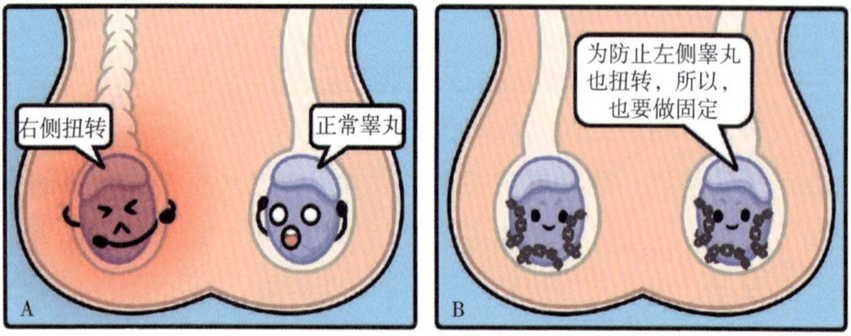


**图 22　睾丸扭转及手术固定**

注：A. 术前：右侧睾丸扭转；B. 术后：两侧睾丸都固定。

（万　子　谢起根　中山大学附属第一医院）

# 五、其他睾丸问题

## 46　天生少了一个“蛋蛋”，以后还能生育吗？

**问题：**

我儿子1岁多，自出生就发现他左侧阴囊里摸不到“蛋蛋”。经检查，医生考虑为“左侧睾丸缺如”。请问少了一个“蛋蛋”的男孩，以后还能生育吗？

**回答：**

睾丸是由原始性腺分化而来的。如在发育过程中受到遗传因素（性染色体异常、基因突变）和外界环境因素的影响，原始性腺没有分化成睾丸，或萎缩消失，或呈原始未分化状态，则可导致睾丸缺如。多数患者为单侧睾丸缺如，而另一侧睾丸正常，双侧睾丸缺如罕见。

睾丸并非一开始就在阴囊内，而是自腹腔经过一系列过程逐步下降至阴囊。在下降过程中可能发生睾丸自发扭转，扭转的睾丸可缺血坏死或消失。这种情况多发生在产前的胎儿期，部分患儿在新生儿期发生，但因无法察觉或没有主诉而被忽略，便形成了睾丸缺如。

以上两种情况均可导致睾丸缺如。睾丸缺如患者是否具有生育力也由病因决定。如果是因为遗传因素导致，如性染色体异常、基因突变（影响睾丸分化、雄激素合成的基因异常），患者的生育力可能会受影响；但如果是由环境因素干扰，或睾丸自发扭转导致的单侧睾丸缺如，只要保护好对侧睾丸，患者拥有生育力的可能性更大。此时，需进行睾丸彩超检查和睾丸功能评估，并进行基因检测以排除致病基因，以及染色体检查以排除性染色体异常。如果以上检查结果均正常，预估睾丸可以正常发育，睾丸功能正常，则理论上会有生育力，后期需注意保护睾丸，避免发生扭转和外伤伤害。

（谢起根　中山大学附属第一医院）

# 47 阴囊里常能摸到一个柔软的包块，这是怎么回事？

**问题 1：**

我儿子 6 岁，最近 1 个月发现他右侧阴囊增大，里面可以摸到一个质地柔软的包块。包块时大时小，站久了会大一些，睡一觉醒来又变小了，这是怎么回事？

**问题 2：**

我儿子刚出生 2 天，发现他双侧阴囊增大且透亮，医生说是“睾丸鞘膜积液”。请问这个病需要立即手术吗？积液会自己消失吗？

**问题 3：**

我儿子 4 岁，最近无意间在他的右侧腹股沟处摸到包块，质地像鸡蛋，有时又会消失，做彩超提示精索鞘膜积液，需要手术吗？

**回答：**

从临床表现来看，上述 3 个儿童均患有鞘膜积液。

鞘膜积液是指睾丸鞘膜腔内液体积聚过多，超过正常量而形成的囊性病变。当鞘膜内的液体量不多时，一般无症状，常在洗澡或体检时偶然被发现；当积液量较多，导致阴囊内肿物明显增大或张力增加时，可能出现阴囊下坠感或轻度疼痛。

小儿鞘膜积液可根据积液范围分为睾丸鞘膜积液（图 23A）、精索鞘膜积液（图 23B）和交通性鞘膜积液（图 23C）。

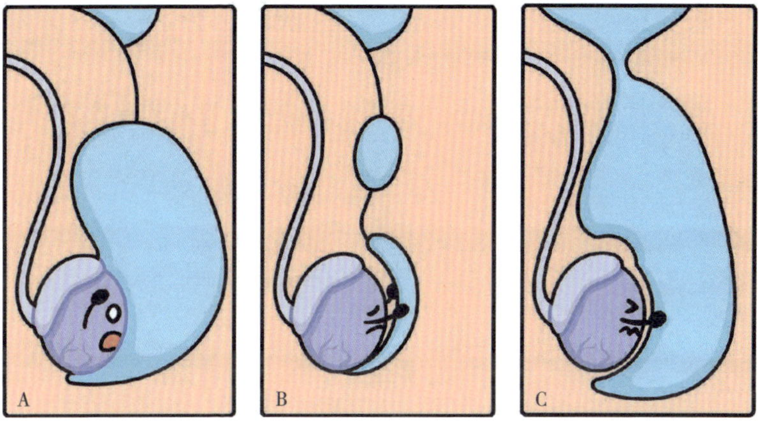


**图 23　小儿鞘膜积液的分类**

注：A. 睾丸鞘膜积液；B. 精索鞘膜积液；C. 交通性鞘膜积液。

（1）睾丸鞘膜积液：表现为阴囊增大，可触及囊性包块，包块张力较大、可透光，内有发育正常的睾丸。

（2）精索鞘膜积液：表现为腹股沟区疼痛不适，可触及囊性包块，包块张力较大、可透光，难以像斜疝一样进行手法复位。

（3）交通性鞘膜积液：是由于其鞘膜腔和腹膜腔相通，液体可较自由地在腹腔和鞘膜腔来回移动，表现为阴囊包块时大时小。患儿1即为典型的交通性鞘膜积液。

小儿鞘膜积液可压迫睾丸和精索，导致阴囊和睾丸温度升高，影响睾丸发育；严重者可导致睾丸萎缩，故需手术治疗。

国外指南建议出生6个月以上的患儿考虑手术治疗。国内很多医生主张1岁后仍有鞘膜积液时才考虑手术。患儿2为新生儿，不必急于手术；患儿1和患儿3均应考虑及时手术治疗。

（谢起根　中山大学附属第一医院）

## 48 如何在家给男孩定期检查睾丸？

**问题：**

我身边朋友的孩子出现睾丸问题的不少，甚至有些因发现得太晚，导致睾丸被切除。对于男孩家长来说，平时需要给孩子检查睾丸吗？该检查哪些方面呢？

**回答：**

小儿睾丸疾病的发生率高，病种多，如隐睾、睾丸鞘膜积液、睾丸肿瘤、精索静脉曲张、睾丸炎等，这些疾病轻则影响睾丸发育，重则需切除睾丸，甚至危及生命。早发现、早诊断、早治疗是疾病防治的重要策略，对睾丸疾病也不例外。

睾丸左右各一，基本对称，位于体表，触诊方便，便于自检。定期进行睾丸自检，可提早发现睾丸病变，尤其可以早期发现睾丸肿瘤，改善治疗效果和提高保留睾丸的机会。睾丸自检方法如下。

（1）视诊：观察两侧阴囊是否对称，阴囊皮肤是否发红，有无蚯蚓样团块，双侧睾丸是否等大、等高。

（2）触诊：自上往下慢慢触摸双侧睾丸，自前向后触摸与睾丸相连的组织。观察两侧睾丸是否等大，有无质硬结节，睾丸外有无其他包块，以及有无蚯蚓样团块。

通过睾丸自检，左右对比，可以很容易发现异常。一旦发现异常，应尽早就诊。

（谢起根　中山大学附属第一医院）

## 49　先天性睾丸功能不全患者如何保护生育力？

**问题：**

我的两个儿子都患有隐睾和尿道下裂，做了修复手术。基因检测发现，两兄弟均有黄体生成素受体基因突变，医生说就是这个基因突变导致他们先天性睾丸功能不全，进而导致隐睾和尿道下裂。我很担心，先天性睾丸功能不全会不会影响他们以后的生育力？应该怎么做才能更好地保护生育力呢？

**回答：**

先天性睾丸功能不全的原因十分复杂，主要是遗传和环境因素导致睾丸发育不全，损害睾丸内分泌和生精功能，导致生殖系统（睾丸、阴茎、阴囊、前列腺等）发育不良、性功能障碍及不育。成年后睾丸功能不全的主要病因多为先天性睾丸功能不全未合理治疗遗留的问题，部分为后天环境因素或疾病损害睾丸所致。如患者已成年，往往已错过生殖系统发育的时机，其形态和功能难以恢复，完全丧失生育力，故必须早期治疗。

先天性睾丸功能不全多在生后即有发育异常表现，如阴囊内摸不到睾丸（隐睾）、睾丸比较小（睾丸发育不全）、尿道开口异常（尿道下裂）和阴茎短小（小阴茎）。这些畸形多因胚胎期睾丸合成睾酮不足而引起，常见原因有基因突变和接触过多有毒有害物质。

患儿若已出现睾丸功能不全的临床表现，建议进行基因和染色体检测，可能会发现潜在的遗传病因。此外，患儿家长应仔细回忆母亲孕期是否长期使用非甾体消炎药，有无环境污染物等有毒有害物质接触史。发现病因后，要进行针对性治疗。例如，对于黄体生成素基因突变造成的先天性睾丸功能不全，应在出生后早期和青春期两个阶段给予 hCG 或黄体生成素促进睾丸发育。如此，睾丸发育有望改善，不至于造成成年后的睾丸功能不全。

如能正确、及时治疗，如进行手术纠正畸形结合内分泌治疗（补充雄激素、hCG 治疗等），很多患者有望矫正睾丸功能不全的情况，到青春期后获得二次发育。但如果有明确的致病基因突变，可能会引起青春期发育异常及生育力的损害，应尽早针对性干预治疗。在男孩 10 岁左右（目前儿童早熟的比例较高），家长应该注意观察其生长发育情况，如果发现青春期迟迟不来，并没有像同龄男孩那样出现睾丸增大、阴茎变长、变声、长喉结、阴毛生长、长胡须等表现，应积极寻求医生的帮助，通过给予补充睾酮等方法，促进男性生殖系统的发育成熟。

本问题中两个儿童均是由遗传导致的先天性睾丸功能不全，除手术矫正畸形外，还需在出生后早期和青春期行 hCG 刺激治疗以促进睾丸发育。

（谢起根　高　勇　中山大学附属第一医院）

第4章

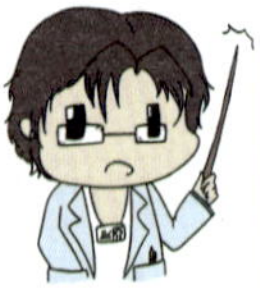

# 性发育异常：根源到底在哪里

【人体染色体】

动物有雌雄，人类有男女，性别到底是由什么决定的呢？首先要从染色体说起。染色体是遗传物质，是基因的载体。人类的常染色体是成对存在的。人体体细胞的染色体数目为23对，其中22对为男女共有，称为常染色体；另外一对为决定性别的染色体，男女不同，称为性染色体。男性的性染色体为XY，女性为XX。在生殖细胞中，男性生殖细胞染色体的组成为22条常染色体+X（或Y）；女性生殖细胞染色体的组成为22条常染色体+X。

【核型】

一个体细胞中的全部染色体所构成的图像即为核型。将待测细胞的全部染色体按照某种规则进行配对、排列后，分析确定其是否与正常核型完全一致，叫作核型分析。正常女性核型为46，XX；男性核型为46，XY。

【表型】

表型是表现型的简称，是基因型和环境共同作用的结果，表现型=基因型+环境条件。基因型控制着生物个体的表现型，是表现型的决定性因素，但并非唯一的决定性因素。其与生物个体所处的特定环境条件同时发挥作用，使得表现型呈现出多样性。表型包括个体形态、功能等各方面的表现，如身高、肤色、血型、酶活力、药物耐受力及性格等。

## 50 我家孩子出生后，为何难以辨认性别？

**问题：**

我家孩子出生后，从生殖器上看不出性别。两侧大阴唇很明显，但又看不到阴道口，有点像裂开的阴囊；阴蒂比较大，又有点像阴茎，包埋在两侧大阴唇中间；尿道开口在两侧大阴唇中间，在大阴唇里面似乎可以摸到蛋蛋。这是怎么回事？

**回答：**

外阴性别模糊、外生殖器发育畸形、难以辨认性别等问题均属于性发育异常（图 24）。

性发育异常是一大类先天畸形，表现为染色体、性腺、解剖性别不典型或不匹配。根据患者的染色体核型，性发育异常分为 46，XY 性发育异常、46，XX 性发育异常和性染色体性发育异常三大类。其中，46，XY 性发育异常最为常见，多表现为尿道下裂、小阴茎和隐睾。此类患者可以是基本正常的男性表型（伴或

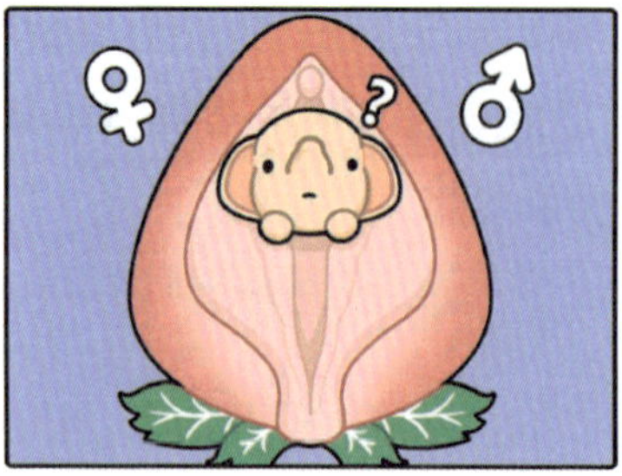

图 24　外生殖器模糊，难以辨认性别

不伴有轻度尿道下裂)、模糊的外生殖器表型或女性表型。也就是说，从外生殖器上看，46，XY 性发育异常患者可能是基本正常的男性，也可能难辨男女，也可能是女性。

外生殖器性别模糊是性发育异常的典型临床表现。46，XY 型性发育异常重症患者表现为难以辨认外生殖器性别和性腺发育不良；轻症患者可表现为轻度的尿道下裂、小阴茎和隐睾。也有不少患者是因发现腹股沟或大阴唇包块、原发性闭经、青春期延迟等症状而就诊。

该问题中的患者“在大阴唇里似乎可以摸到蛋蛋”，说明可能存在睾丸，性腺性别为男性的可能性大，进而推测染色体应为 46，XY，遗传性别为男性；但外阴性别模糊，似女性外阴，故属于性发育异常。当然，还需要进行彩超检查、染色体检测和基因检测，甚至性腺探查活检来进一步明确诊断。

（谢起根　中山大学附属第一医院）

# 51 明明是男孩，为何会有子宫和输卵管？

**问题：**

我儿子出生后，我发现其尿道开口并不在阴茎头处，而是在阴茎的下面，但阴茎发育基本正常。阴囊外观跟正常男孩一样，但左侧摸不到睾丸。最近去做隐睾手术时，发现其左侧睾丸发育不良，同时发现他还有子宫和左侧输卵管。这让我们非常震惊。明明是男孩，为什么会有子宫和输卵管呢?

**回答：**

哺乳动物在胚胎早期，雌、雄两性都会发生两套原始生殖管道，即一对中肾管和一对米勒管。在雄性中，中肾管演变为雄性生殖管道，米勒管退化；在雌性中，米勒管演变为输卵管、子宫和阴道上端等雌性生殖管道，中肾管退化。

人类亦是如此。无论胎儿遗传性别为男性还是女性，均存在米勒管，均有发育出男性或女性生殖系统的潜能。胎儿期，米勒管在女性胎儿卵巢分泌的雌激素作用下逐步分化为子宫、阴道，或在男性胎儿睾丸分泌的抗米勒管激素作用下逐渐退化。一般情况下，男性胎儿的米勒管会退化消失，但若退化不全导致残留，则会形成假阴道或前列腺囊、子宫。重度尿道下裂患者常合并假阴道或前列腺囊。因此，某些“男孩”确实会有子宫和阴道，当然这并非正常现象。

任何原因导致抗米勒管激素分泌不足和激活障碍均可导致男孩出现子宫、阴道等米勒管残留物。已知的常见病因为性染色体异常、性腺发育不良、胎儿睾丸功能不全，以及抗米勒管激素和抗米勒管激素受体基因突变，导致性腺分泌的抗米勒管激素不足或激活障碍。

该患儿左侧睾丸发育不全，存在性染色体异常可能，抗米勒管激素分泌不足，导致米勒管分化形成子宫和输卵管，建议检查染色体和抗米勒管激素，必要时可行性发育异常基因（含抗米勒管激素和抗米勒管激素受体基因）检测以明确遗传病因。

（谢起根　中山大学附属第一医院）

## 52 14 岁“女孩”不来月经，真实性别却是男孩，这是怎么回事？

**问题：**

我“女儿”14 岁了还没来月经，去医院就诊发现没有阴道口，阴蒂肥大，查染色体为 46，XY，做基因检测发现雄激素受体突变，诊断为“完全性雄激素不敏感综合征”。为什么孩子的染色体为男性，外观却表现为“女孩”？

**回答：**

严重的性发育异常可表现为性别反转，即遗传学为男性的患者外观表现为女孩，遗传学为女性的患者外观表现为男孩。性别反转多数是由基因突变导致的。

一般来说，46，XY 染色体核型决定了胎儿的男性遗传性别，在胚胎 6~8 周时，在某些基因控制下，原始性腺向睾丸分化，确定了性腺性别；胎儿睾丸分泌睾酮和抗米勒管激素，睾酮促进附睾、输精管、精囊腺分化和发育，双氢睾酮促进男性阴茎、尿道和前列腺的发育，最终形成了男性的外阴性别。

完全性雄激素不敏感综合征患者体内缺乏雄激素受体或雄激素受体无功能，对雄激素无反应。即使睾丸分泌大量雄激素或补充雄激素，由于雄激素靶器官如阴茎、前列腺、附睾、皮毛、肌肉等对雄激素无反应，也无法正常雄性化。该类患者出生后性别反转，阴茎不发育（如同阴蒂），阴囊分裂，双侧隐睾，甚至可见阴道，常常按女孩抚养，至青春期后无月经方才确诊。

此外，除完全性雄激素不敏感综合征外，任何基因缺陷（如 5α-还原酶缺陷）、环境因素导致雄激素合成障碍或不敏感时均可导致遗传学上的男孩外观为“女孩”。

该患者虽然遗传性别为男性，但由于雄激素不敏感，无法完成雄性化过程，因而外观像“女孩”。

（谢起根　中山大学附属第一医院）



## 53 对雄激素不敏感，该选择做男孩还是女孩？

**问题：**

我儿子出生后，尿道开口在阴囊中部，阴茎短小。阴囊是裂开的，两侧阴囊之间还看到一个窦道，医生考虑为“重度尿道下裂”，做基因检测发现雄激素受体突变，导致部分性雄激素不敏感。请问，我儿子还能做正常的男孩吗？

**回答：**

雄激素不敏感综合征分为完全性及部分性。完全性雄激素不敏感综合征上文已介绍过；而部分性雄激素不敏感综合征患者仍有部分雄激素受体功能，根据雄激素受体受影响的严重程度不同，患者可表现为不同程度的雄性化不足，轻症者可有小阴茎和轻度尿道下裂，重症者可表现为重度尿道下裂和假阴道。

雄激素不敏感综合征的性别选择比较复杂。对于完全性雄激素不敏感综合征患者，因其社会性别和外阴性别均为女性，且手术及药物无法将其性别纠正为男性，因此，选择为“女性”是合理的；并且经切除睾丸和雌激素补充后，患者“女性”的第二性征更加明显，容易获得“女性”性别认同。部分性雄激素不敏感综合征患者若能在早期确诊，在婴幼儿期选择为“男性”也是可行的。手术纠正尿道下裂和下降固定隐睾已不是技术障碍，待患者青春期雄激素大量分泌，或补充大量雄激素后，有望进一步雄性化。如选择为男性，可达到遗传性别、性腺性别、外阴性别、社会性别的统一，甚至有可能获得正常的性与生殖功能。

根据该患者的病史和临床表现，可能为部分性雄激素不敏感综合征，表现为重度尿道下裂、小阴茎和假阴道，可考虑行雄激素刺激试验，即阴茎外涂睾酮或双氢睾酮。若阴茎明显变粗、变长，则说明对雄激素反应尚好，可放心选择为男性，后续经尿道下裂修复和假阴道切除手术，有望做个“正常的男性”。

（谢起根　中山大学附属第一医院）

## 54　双氢睾酮极低，该怎么办？

**问题：**

我儿子出生后尿道开口在阴囊中部，阴茎短小，小儿外科医生考虑为“重度尿道下裂”，检查发现双氢睾酮极低，基因检测发现5α-还原酶基因突变。这种情况下，我儿子还能选择做男孩吗?

**回答:**

双氢睾酮是睾酮在5α-还原酶催化下转化而来，若双氢睾酮低下应考虑为5α-还原酶缺乏症。5α-还原酶缺乏症是尿道下裂的重要病因。由于5α-还原酶基因突变导致5α-还原酶缺乏，睾酮无法转换为双氢睾酮，进而导致双氢睾酮缺乏，影响雄性生殖系统发育及生殖功能。患者表型可从女性外阴、模糊的外生殖器，到基本正常的男性表型伴或不伴轻度尿道下裂或小阴茎。如果内分泌检查发现双氢睾酮低下，睾酮正常或偏高，则应考虑为5α-还原酶缺乏症。

循证医学证据表明，5α-还原酶缺乏症患者到青春期时可出现雄性化，因而建议性别选择为男性。即使部分患者出生后外生殖器模糊，似女性外阴，但由于青春期雄激素大量分泌并补充双氢睾酮均可促进雄性化，往往会在青春期由“女性”转为“男性”性别认同。但不少患者因为出生后外阴性别似女性，一直按女孩抚养，直到青春期雄性化才确诊，往往会对患者的性别认同造成困扰。因此，强调应早期诊断和性别认定，而进行5α-还原酶基因检测和双氢睾酮检测有助于诊断。

补充睾酮和双氢睾酮是5α-还原酶缺乏症（双氢睾酮低下）患者的主要治疗措施，尤其是补充双氢睾酮，可以促进外生殖器及第二性征的发育。目前雄激素药物有口服和外用两种，若能得到合理诊治，患者的远期预后良好。

该患者表现为重度尿道下裂，阴茎短小，可以选择男性性别。可阴茎局部外用双氢睾酮促进阴茎发育，辅以手术矫正尿道下裂。由于患者双氢睾酮缺乏，青春期需补充双氢睾酮，促进其雄性化。

（谢起根　中山大学附属第一医院）

## 55 性发育异常要做哪些检查？

**问题：**

我的孩子出生后，从生殖器官来看分不出男女。医生说是“性发育异常”，建议做内分泌、影像、病理、基因等检查。性发育异常不是一眼就能看出来吗？做这么多检查有必要吗？

**回答：**

性发育异常是一大类非常复杂的疾病，其治疗较为棘手，准确的诊断对治疗方案和性别选择至关重要。完整的诊断包含疾病分类和病因诊断。此外，全面了解患者的内分泌情况、内外生殖器解剖、染色体核型有助于治疗方式的选择。因此，虽然从外生殖器的解剖畸形即可确定为性发育异常，但为了精准诊断、确定治疗方案、评估性与生殖功能、提供遗传咨询，全面的检查评估很有必要。具体包括以下几方面。

（1）内分泌检查：通过检测内分泌激素水平（睾酮、雌二醇、孕激素、黄体生成素、促性腺激素等），辅以 hCG 和促肾上腺皮质激素刺激试验，全面了解性腺和肾上腺功能，对性腺保留、性别选择、手术方案选择及远期预后（青春期性发育、性与生殖功能）具有指导意义。如果雄激素和抗米勒管激素分泌正常，提示睾丸功能正常，则可放心认定性别为男性，保留睾丸，并做相应的畸形矫正手术。因为抗米勒管激素水平正常可排除由抗米勒管激素基因突变造成的米勒管残留。

（2）影像学检查：彩超、CT、MRI 检查有助于了解患者内生殖器的情况，判断性腺位置和类型，以及有无子宫、阴道或前列腺，为性腺不明确患者的手术部位和选择提供指导。例如，性腺位于腹股沟则行腹股沟探查，若未发现性腺则须行腹腔镜性腺探查。

（3）病理学检查：性腺切除/活检可更进一步明确性腺类型，排除性腺肿瘤。

（4）染色体及基因检测：染色体检测确定核型，可确定遗传性别和性发育异常的类型。已明确的与 46，XY 染色体性发育异常发生相关基因超过 30 种，主要涵盖原始性腺发育、性别决定和性腺分化、激素合成及激活障碍等基因。通过相关基因检测，约 30%的患者可明确导致性发育异常的变异基因，获得遗传诊断。通过染色体及基因检测可以明确遗传病因，评估雄激素合成功能状况，判断雄激素反应性，初步预测成年后的性与生殖功能，这些均对近期性别选择及手术方案起到参考作用。

越来越多的循证医学证据表明，如根据病因诊断进行性别选择，患者远期的性别认同、性心理发育和性取向也更为正常。

由上可知，对于性发育异常患者，进行全面检查很有必要，可影响其当前的诊疗和远期预后。

（谢起根　中山大学附属第一医院）

## 56 性发育异常患者的生长发育也会异常吗?

**问题：**

我儿子出生后体重较同龄儿低，尿道开口异常，阴茎较短小，小儿外科医生考虑为“尿道下裂”。目前我儿子 2 岁了，比同龄儿发育慢且相对矮小。请问他以后的生长发育也会受到影响吗?

**回答：**

性发育异常属于先天发育性疾病，在影响性发育的同时，确实有部分患儿会出现生长发育迟缓和障碍。

性发育异常是全身发育异常的一部分。研究表明，有 30 多种综合征可表现为尿道下裂、小阴茎、隐睾等性发育异常，其可能原因是引起这些综合征的基因在全身多个脏器组织中发挥作用。

雄激素可促进男性骨骼、肌肉发育，骨骼强健、肌肉发达是男性的标志。导致性发育异常的一大类病因是雄激素合成及激活异常。雄激素缺乏不仅影响性发育，也影响骨骼、肌肉的发育，进而导致部分性发育异常男孩较同龄人矮小。因此，出现内分泌异常、临床表现为综合征的性发育异常患儿，有可能出现生长发育迟缓。

性发育异常患儿如出现生长发育迟缓的情况，可至儿童内分泌科就诊，全面评估垂体、肾上腺、甲状腺和性腺等内分泌腺体的功能，检测生长激素、甲状腺激素、皮质醇和睾酮水平，确定骨龄。若有相关激素缺乏，则应考虑补充。部分性发育异常患儿表现为性早熟而影响生长发育，抑制性早熟可有望增加身高。

（谢起根　中山大学附属第一医院）

## 57 克兰费尔特综合征（克氏综合征）患者为何会丧失生育力？

**问题：**

我儿子出生后外观是男孩，但阴囊发育一般。随着年龄增长，发现他 2 个睾丸一直比同龄人小，阴茎也短小。现在 12 岁，去医院检查染色体发现多了一条 X 染色体，即染色体是 47，XXY，他能正常发育吗？有没有生育力？

**回答：**

克兰费尔特综合征（克氏综合征）患者由于在 46，XY 染色体的基础上多了 1 条 X 染色体，导致其睾丸发育差、雄性化不足、性功能障碍、不育，又称先天性睾丸发育不全或 47，XXY 综合征。该问题中的患儿便属于克氏综合征（图 25）。

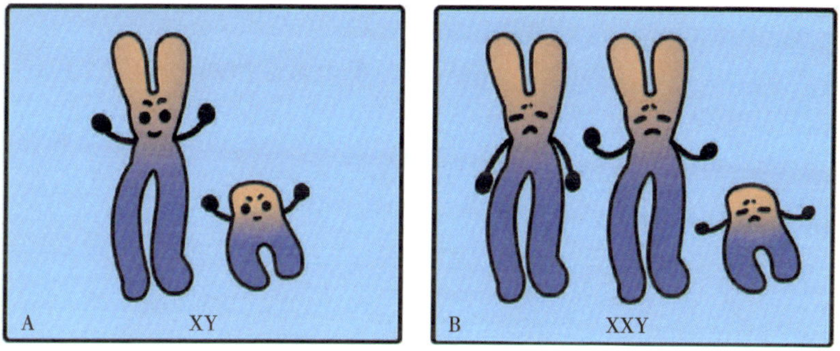


**图 25 正常男性染色体和克氏综合征男性染色体示意图**

注：A. 正常男性染色体；B. 克氏综合征男性染色体。

克氏综合征患者在儿童时期常无明显异常，多于青春期或成年期时才出现典型临床表现。患者体型较高，下肢细长，皮肤细白，阴毛及胡须稀少，常无腋毛；约半数患者两侧乳房肥大；外生殖器常呈正常男性样，但阴茎较正常男性短小，两侧睾丸显著缩小、质地坚硬，性功能较差，精液中无精子，患者常因不育或性功能障碍就诊。由于此类患者通常就诊较晚，睾丸发育差，精液质量低下，故多数已丧失生育力。

尽管克氏综合征患者成年后自主生育力丧失，但随着显微取精技术的应用，部分患者可通过显微取精、人工辅助生殖技术而获得生育能力。

该问题中的患儿目前正处于青春期，可考虑补充睾酮以促进阴茎发育及第二性征发育。育龄期若有生育需求可考虑进行辅助生殖。

（谢起根　高　勇　中山大学附属第一医院）

## 58　性发育异常会影响性心理发育吗？

**问题：**

我儿子 2 岁前做完了尿道下裂修复手术。现在 4 岁多，最近发现他习惯蹲着排尿，喜欢玩粉色布娃娃，不喜欢玩汽车、玩具枪等男孩子爱玩的玩具，性格很文静，说话很小声。请问这么小的孩子会有性意识吗？他会不会认为自己是女孩？尿道下裂会影响性心理发育吗？我该怎样做才能让他更好地习惯男孩的性别身份呢？

**回答：**

性心理发育是性发育的重要组成部分。健康的性心理发育是获得良好适应能力的基础。

胎儿期和婴幼儿期是大脑发育的关键时期，人在3岁左右就有性别意识。在雄激素对大脑的刺激作用下，雄性心理逐渐发挥作用，行为也会发生相应变化，雄性的自我性别意识逐渐形成。例如，男孩天生喜欢玩车、玩具枪，具有攻击性；而女孩性格更柔顺，喜欢粉色布娃娃、小动物。有研究发现，女婴出生后如接受雄激素注射会导致雄性性格特质形成，即使将来在雌激素作用下外观逐渐女性化，但性格和行为仍偏向男性，证明婴幼儿期是性心理发育的重要时期。因此，必须在婴幼儿期对儿童进行性教育和性心理引导，纠正其不当行为。

尿道下裂患者在胎儿期和出生后一段时间内可能存在雄激素相对缺乏的情况。大脑缺乏雄激素的有效刺激，不仅表现为雄性化不足，也表现为雄性性心理发育不健全，性格特质会有雌性化倾向，严重者会自认为是女性。此外，多次手术打击也会影响其心理发育。

该问题中的患儿已经4岁，性别意识模糊，甚至有点错乱。这时需要家长进行正确的性教育。例如，不断说明男孩有“小鸡鸡”，要站着排尿，通过行为训练养成站立排尿的习惯；穿衣打扮也应刻意偏向男性化；买更多男孩喜欢的玩具；让男孩多与父亲玩耍，养成他的男性性格。

（谢起根　中山大学附属第一医院）

## 59 性发育异常患者会出现“同性恋”倾向吗？

**问题：**

我儿子出生后发现尿道下裂，外阴有点像女孩，双侧睾丸均在阴囊，已经做了多次尿道下裂修复手术。现在 18 岁了，已经长胡须，有喉结，但从没见过他主动找女生玩或者跟女生聊天，平时也寡言少语，不善社交。我儿子会有“同性恋”倾向吗？

**回答：**

性心理内容涵盖性别自我定位、性别角色和性取向。

性取向是指一个人在爱情和性欲上对男女两性有何种形态的永久吸引。性取向决定着性吸引的对象，随着性成熟逐渐显现。由于人类繁育后代的本能，“异性恋”占绝对优势。性取向往往只有当事人自己清楚，为了适应社会，不少人会隐藏自己的性取向。因此，只有仔细询问才能判断其性取向。从该患者的表现来看，现在还不能说他有“同性恋”倾向，可能只是单纯的性格孤僻或社交障碍。

“异性恋”即男性喜欢女性，女性喜欢男性，是家庭组建的主要形式，利于繁育后代，也易被当今社会理解；“同性恋”是指男性喜欢男性，女性喜欢女性；“双性恋”则是对男性、女性均有好感；“无性恋”是指对男性、女性均无好感。

“同性恋”的成因非常复杂，目前多认为是天生的。研究表明，胎儿期雄激素对大脑的刺激对雄性意识的形成起到关键作用，因此，笔者推测，男性“同性恋”的重要形成原因可能是胎儿期雄激素暴露不足、雄性化不足。尿道下裂是胎儿期雄激素暴露不足、雄性化不足的重要表现形式。尿道下裂患者因在胎儿期缺乏足够雄激素的刺激，故雄性意识可能不足，加之尿道下裂畸形，会进一步让患者对自己的男性性别身份产生怀疑。因此，尿道下裂患者更容易出现“同性恋”倾向。对于出生后已有性发育异常表现者，更要注意以后的性取向。

该患者已经 18 岁，确实需要关注性取向了。可以与其深入交流，了解其性取向。如果孩子还处于迷茫期，父母可以耐心引导，例如：①告诉他“异性恋”有利于繁育和组建家庭；②告诉他女性的魅力所在，感受到女性的诱惑力，引导其对女性产生兴趣；③告诉他自己是男子汉，引导其形成雄性意识；④父母恩爱，亲身示范。如果引导无效，孩子依然喜欢同性，也不要过度指责，毕竟没有什么性取向是错的，每个人的性取向都应得到尊重。

（谢起根　中山大学附属第一医院）

# 60 生殖器畸形是应该尽早做手术，还是长大后再做手术？

**问题：**

我儿子2岁，出生时发现尿道开口在阴茎根部，阴茎向下弯曲得很厉害，阴茎比较小，是应该现在做手术，还是等长大后再做呢？

**回答：**

先天性男性生殖器畸形包括尿道下裂、尿道上裂、小阴茎、阴茎重复畸形、阴囊分裂、阴茎阴囊倒位、阴茎显露不良（隐匿阴茎、蹼状阴茎）、隐睾等，这些畸形的发生率较高，多数出生后即可被发现，直接影响患者的生殖系统形态和功能。

基层医院对此类畸形掌握的知识较少，治疗经验不足，临床决策可能有所偏差。例如隐睾患儿，不少基层医生和男孩的家长都认为其睾丸会自发降至阴囊，不需要处理或等到长大后再处理即可，但到其就诊时已出现睾丸萎缩，此类案例不胜枚举。对于尿道下裂阴茎发育差者，不少基层医生会建议等阴茎发育后再手术，而实际上阴茎发育差的问题短期内并不会自发改善。对于严重的外生殖器畸形患儿，往往因诊治经验不足，未做染色体及基因检测而导致家长一直将其按女孩抚养，就诊时已出现性别定位不清等问题。此外，很多家长担心麻醉风险，即使医生建议早期手术，还是经常延误诊治。延误诊治的危害包括：①近期影响生殖系统的形态和功能；②畸形常造成患者自卑、胆怯，经常遭受别人的嘲笑、议论，久而久之，会影响患者的性格和心理；③畸形造成患者的性别认定混乱，长此以往，无法形成正确的自我性别认定，如尿道下裂的男孩因未手术可能会自认为是女孩；④远期影响睾丸、阴茎发育，影响性心理健康，导致性与生殖功能障碍，如可导致性取向异于常人、睾丸萎缩后出现不育和勃起功能障碍、阴茎短小导致自卑、婚育障碍等。

由上可知，婴幼儿的男性生殖器畸形应尽早处理，至少在学龄前进行治疗。在治疗方面，以手术和药物治疗相结合为主。既往人们对男性生殖器畸形的认识不到位，常将其当作普通畸形，以为手术后就“万事大吉”了，不需要做其他检查或药物治疗和随访了。实际上，手术不能解决生殖器畸形的病因（如遗传或内分泌问题），需要进行内分泌评估、染色体和基因检测之后才能明确，而且很可能需要进行药物治疗。只有通过手术矫正畸形，辅以药物促进生殖器发育，才能尽可能避免影响患者的性与生殖功能。

因此，如发现男孩有外生殖器畸形，应尽快明确诊断和病因，如有必要应及时手术，如需用药就及时用药，不要延误诊治（图 26）。

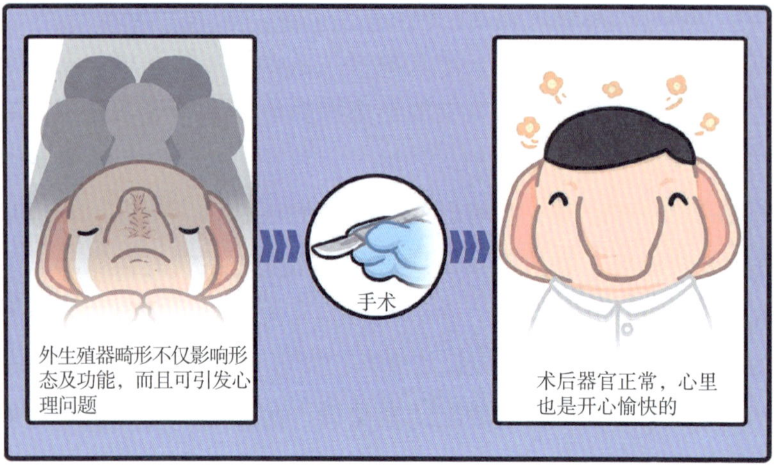


图 26　确诊外生殖器畸形建议尽早手术

（谢起根　中山大学附属第一医院）

## 61　如何避免生出性发育异常的男孩？

**问题：**

我一个亲戚的儿子出生就有尿道下裂，阴茎发育差。诸如此类的事情在新闻中也看过不少。我和太太正在备孕，为了防止生出性发育异常的孩子，有哪些注意事项呢?

**回答：**

出生缺陷的防治分为三级：一级预防是受孕前干预，防止出生缺陷胎儿的发生。二级预防是产前干预，通过各种手段检出严重缺陷的胎儿，阻止其出生；或通过胎儿干预，矫正畸形。三级预防是产后干预，在缺陷胎儿出生后及时诊断，给予适宜的治疗，防止致残。

预防性发育异常孩子的出生主要靠一级和二级预防，尤其是一级预防。我国不允许通过彩超鉴定性别，因而对性发育异常的早期诊断不够重视，甚至忽略对生殖系统的筛查。但性发育异常不影响胎儿生命，即使通过彩超、MRI 检查发现异常，一般也不会进行人工流产，难以进行二级预防。因此，必须针对病因进行一级预防。

性发育异常的三大病因为遗传、环境、母体及胎盘因素。因此，预防的主要措施是基因检测、孕期环境因子暴露的预防，以及胎盘功能的保护。

针对遗传的预防主要是通过父母双方和孩子的基因检测，明确有无导致性发育异常的致病基因变异；如没有，则再生一个孩子出现性发育异常的概率较低；若为 X 连锁的基因突变，再生孩子时建议辅助生殖，并选择女性性别；若父母携带多个致病基因突变，则不建议生孩子。随着基因检测费用的逐步下降，如果将来基因检测可能成为产检和婚检的重要内容和手段，可大大降低性发育异常胎儿的出生率。

有研究表明，孕期环境因子如应用孕酮、解热镇痛药物，接触塑化剂、重金属、工厂污染及装修气体等会干扰母体及子代内分泌，导致子代性发育异常。因此，无论有无遗传背景，重视对日常有害环境因子暴露的预防均十分重要。应减少不必要的孕酮保胎治疗，避免孕早期大剂量、长时程口服镇痛药，不接触重金属及气体污染环境。但实际上，部分妊娠期女性可能出现胎盘老化、功能不足等情况，需要合理进行保胎治疗。因此，通过基因检测排查致病基因及性别选择、预防孕期环境因子暴露、保护胎盘功能，有助于健康宝宝的出生。

（谢起根　中山大学附属第一医院）

## 62 大宝性发育异常，怀二宝时需注意什么？

**问题：**

我怀大宝时出现阴道流血，使用孕酮保胎 3 个月，也吃过近 1 周的感冒药。孩子出生后外生殖器严重畸形，医生考虑为“性发育异常”。我在网上查了说怀孕时使用孕酮和感冒药会影响性发育，这是真的吗？目前我已经怀了二宝，孕期需要注意什么？

**回答：**

环境因素是性发育异常的重要病因。目前的研究表明，约70%的性发育异常患者是由环境因素造成的。胎儿期是生殖系统分化、发育的关键时期，良好的宫内环境是胎儿健康发育的重要保障。宫内环境受外界环境的影响，因此，必须注意妊娠期防护，才能避免性发育异常患儿的出生。具体建议如下。

（1）避免致畸药物的摄入：许多药物，如解热镇痛药、抗炎药（如布洛芬、对乙酰氨基酚）、保胎药（如孕酮、地屈孕酮）、口服避孕药、中成药类的“补药”、激素、抗癫痫类药物、抗真菌类药物等均可能致畸，影响雄性胎儿的生殖系统发育。应尽量避免摄入此类药物。若为病情治疗需要，应待停药后再考虑妊娠，必要时可考虑提前终止妊娠。

（2）避免食品污染和有害食物的摄入：目前很多食品中含有较多食品添加剂，部分食品及饮用水可能受重金属的污染，因此，应避免食用受重金属污染的河鲜、海鱼、蔬菜。此外，部分食物含有植物类雌激素，如大豆含有丰富的大豆异黄酮，具有雌激素样作用，人参含有类固醇激素样物质，妊娠期应避免摄入过量的豆制品和人参等“补品”。

（3）保证饮水洁净：自来水及部分地表水可能受重金属、漂白剂的污染，建议饮用矿泉水，或将自来水经净水器净化过滤后再饮用。

（4）改善居家和工作环境：装修及工厂污染均可能致畸。因此，若房屋和工作场所正在装修，生活或工作环境中有可能吸入污染气体或接触有毒物质，最好离开装修环境或暂停装修。

总之，应尽量做好相关妊娠期防护，别给后代留“缺陷”。

（谢起根　中山大学附属第一医院）

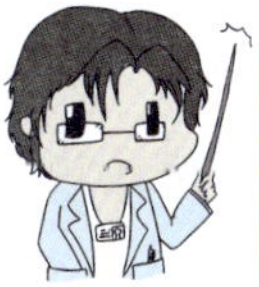

# 第 5 章

# 精索静脉曲张：危害远不止“蛋疼”

## 63 经常“蛋疼”是怎么回事？

**问题：**

我现在 12 岁了，夏季天气热时，感觉左侧睾丸隐隐地疼，跑步时更疼，但摸着又不疼。左侧阴囊可以看到鼓起的血管，这是怎么回事呢？

**回答：**

从临床表现来看，该患儿很可能患有精索静脉曲张。

精索静脉曲张是指精索的蔓状静脉丛因各种原因引起回流不畅或静脉瓣不全导致血液反流，使精索静脉异常扩张、伸长和迂曲，在阴囊内形成血管性团块。精索静脉曲张是睾丸疼痛（俗称“蛋疼”）的常见原因。

精索静脉曲张的临床表现轻重不一。轻者无任何不适，多因无意间看到或摸到阴囊内蚯蚓样团块而发现；重者可出现阴囊坠胀不适、睾丸疼痛。不少成人因不育、精液质量差而就诊时发现此病。

若怀疑有精索静脉曲张，可进行如下检查。

（1）体格检查：站立位观察阴囊有无蚯蚓样团块，触诊有无蚯蚓样团块，观察咳嗽时（Valsalva 动作）蚯蚓样团块是否更明显，平卧位时是否减轻。

（2）影像学检查：主要是进行彩超检查，确定精索静脉有无曲张和反流、睾丸有无增大和萎缩、左肾静脉是否受压。

（3）精液分析：年龄稍大的患者可进行精液分析，观察静脉曲张对精液质量的影响。

通过以上检查，可以确定静脉曲张的分级，再结合症状决定是否需要手术治疗。

青少年正处于快速生长发育时期，左侧精索静脉容易曲张，加上他们活动量大，精力旺盛，故精索静脉曲张在青少年中并不少见，容易出现“蛋疼”症状。

（谢起根　中山大学附属第一医院）

## 64 青少年精索静脉曲张有哪些危害？

**问题 1：**

我儿子 10 岁时做彩超发现左侧精索静脉曲张，左侧睾丸比右侧稍大，当时没做手术。今年他 16 岁，又做了一次彩超检查，发现左侧睾丸比右侧小。精索静脉曲张会影响睾丸发育吗？此病还有哪些危害？

**问题 2：**

我儿子 12 岁时因左侧睾丸疼痛不适就诊，发现左侧精索静脉曲张，当时未做手术。现在 14 岁了，左侧睾丸疼痛加重且更为频繁。做了精索静脉高位结扎手术，现在术后 3 个月，为什么还有轻微疼痛？

**回答：**

患者 1 的情况在临床上并不少见，因为早期未进行手术治疗，导致睾丸萎缩。青少年精索静脉曲张有以下危害。

（1）影响睾丸发育：精索静脉曲张反流造成睾丸静脉血液回流不畅，导致阴囊和睾丸温度升高、氧化应激损伤、生精细胞损害，故会影响睾丸发育。早期睾丸淤血时可增大，后期睾丸受损后可出现萎缩。如果做彩超发现睾丸有增大或变小等征象，应尽早手术治疗。

（2）影响成年后性与生殖功能：青少年不便进行生精功能的检查，也没有婚育需求，故对性与生殖功能的影响经常被忽略。然而，若延迟到成年后出现不育时再做手术，该病对生精细胞（精原细胞、精母细胞）和睾丸间质细胞的损害持续时间较长，势必会影响其性与生殖功能。对年龄稍大的患者进行精液分析时，可发现生精功能损害的证据。

（3）慢性睾丸痛影响学习和生活：睾丸长期淤血、精索静脉曲张团块压迫、睾丸温度升高、睾丸内氧化应激损伤均可导致慢性睾丸痛。随着年龄增长，患者睾丸逐渐变大，性活动逐渐增多，睾丸疼痛会越发明显。慢性睾丸疼痛可导致患者坐立不安、不愿运动、习惯躺平，影响学习和生活。不少患者即使做了手术，症状也未能完全消失，可能与睾丸已经出现慢性损害有关。

由上可知，青少年精索静脉曲张会影响其睾丸发育，影响成年后的性与生殖功能，导致慢性睾丸痛，故早期需要积极治疗（图 27）。

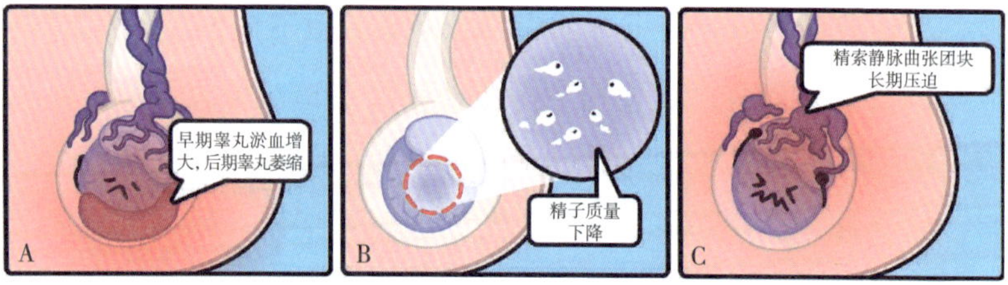


**图 27 青少年精索静脉曲张的危害**

注：A. 影响睾丸发育；B. 影响成年后性与生殖功能；C. 慢性睾丸痛。

（谢起根 张亚东 中山大学附属第一医院）

# 65 电生理技术可以治疗青少年精索静脉曲张吗？

**问题：**

我儿子今年 16 岁，做彩超发现左侧精索静脉曲张，为轻中度，没有任何不舒服。孩子不想做手术，有什么新技术可以治疗此病吗？听说电生理治疗技术可以改善血液循环，能治疗此病吗？

**回答：**

精索静脉曲张是指精索的蔓状静脉丛因各种原因引起回流不畅或静脉瓣不全导致血液反流，使精索静脉异常扩张、伸长和迂曲，在阴囊内形成血管性团块（图 28）。

电生理可视化热成像仪（thermal mapping technology，TMT）检查可见精索静脉曲张部位体表温度高于正常，气血瘀阻，经络不畅。

利用 TMT 检查（图 29），通过经皮电刺激，寻找适合有效的参数，可为患者制定精准化、个性化的经皮电刺激参数，减轻患者因精索静脉曲张带来的疼痛、坠胀不适等症状，促进阴囊血液循环，改善睾丸功能，提高精子质量等。

经皮电刺激是将电极片贴于皮肤表面，选择不同的频率和脉

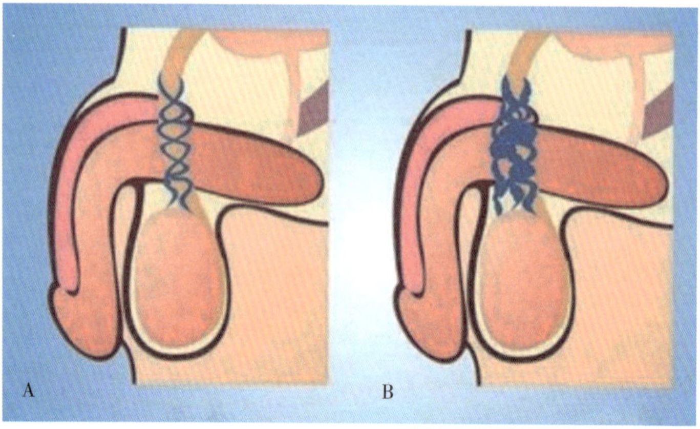


图 28　精索静脉曲张示意图

A. 正常精索静脉；B. 精索静脉曲张。

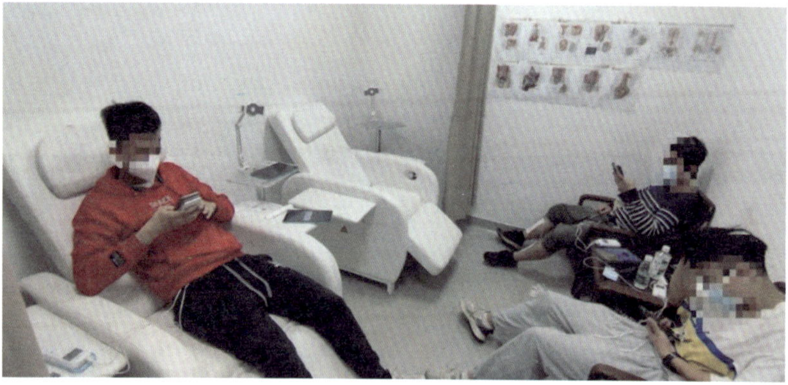

图 29　电生理可视化热成像仪检查

宽，以低频电流刺激的方式对神经、肌肉进行直接刺激，唤醒本体感受器，使肌肉被动锻炼，加强肌肉强度，可发挥镇痛、促进局部血液循环等作用（图 30）。

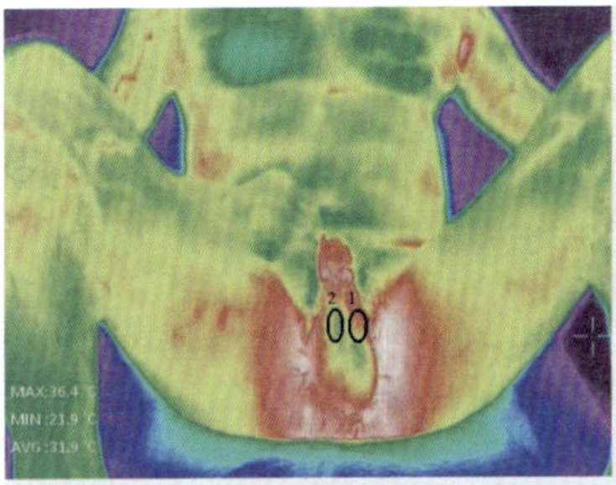


坐标：0,0,温度：23℃

| 序号 | 最高温度（℃） | 最低温度（℃） | 平均温度（℃） | 高温区域（%） |
|---|---|---|---|---|
| 1 | 34.9 | 32.7 | 34.15 | 53.527 |
| 2 | 33.8 | 32 | 32.8086 | 39.2936 |

A

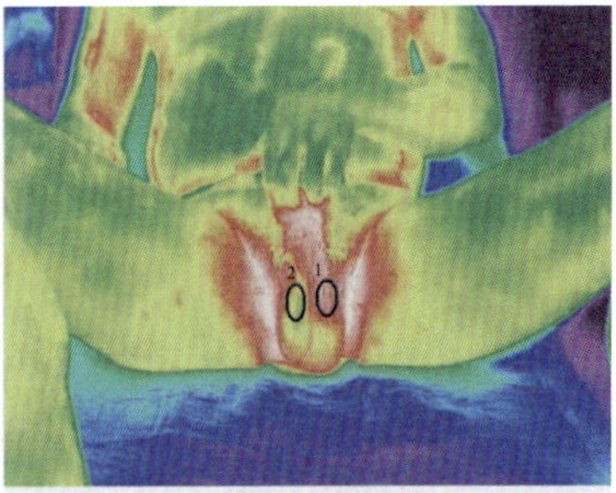


坐标：639,73,温度：22.7℃

| 序号 | 最高温度（℃） | 最低温度（℃） | 平均温度（℃） | 高温区域（%） |
|---|---|---|---|---|
| 1 | 35.6 | 34.5 | 35.0172 | 41.908 |
| 2 | 33.9 | 32.2 | 32.9457 | 45.203 |

B

**图 30　经皮电刺激治疗前后电生理可视化热成像仪检查结果**

注：A. 治疗前；B. 治疗后，患者精索静脉曲张部位温度明显降低（最高温度降低 0.7℃），提示左侧精索静脉曲张好转。

经皮电刺激与中医学针灸理论也有着异曲同工之妙。中医认为精索静脉曲张是由于肝肾亏虚、脉络不和、瘀血凝滞所导致，以精索静脉丛的扩张、弯曲、伸长为主要病症，属于中医学“筋瘤”的范畴。经皮电刺激治疗主要是针对静脉曲张可能导致的腹股沟、阴囊、睾丸等处坠胀疼痛等症状。精索静脉走行的部位为足厥阴肝经所主，故选择的穴位也以肝经穴位为主，如大敦穴、行间穴、太冲穴、蠡沟穴、中封穴、急脉穴等；同时配合其他经络治疗，包括胆经、肾经、任脉、督脉等；也可配合其他经脉的穴位，包括气海穴、关元穴、足三里穴等，通过合理治疗能达到温经活血、行气镇痛的疗效。

（陈　民　万　子　张亚东　中山大学附属第一医院）

## 66 青少年精索静脉曲张需要做手术吗？

**问题：**

我现在才 12 岁，最近左侧“蛋疼”，医生诊断为“Ⅲ度精索静脉曲张”，建议手术治疗。我很害怕做手术，请问必须做手术吗?

**回答：**

很多青少年的精索静脉曲张是继发于左肾静脉压迫征，此种类型在体型相对消瘦、腹膜后脂肪较少的男性中更为常见，有时可随着左肾静脉受压解除而自行好转。部分患者即使已行精索静脉高位结扎，但由于左肾静脉受压未解除，仍容易复发。因此，对于青少年轻中度继发性精索静脉曲张，应优先解除病因，如补充营养、增加体重，如过了青春期还有中重度曲张，应考虑手术治疗。

原发性精索静脉曲张与精索内静脉瓣膜功能不全、血液反流、周围结缔组织薄弱、静脉壁平滑肌或弹力纤维缺乏、提睾肌发育不良等有关。如为这些病因，则很难自行好转，因此，原发性精索静脉曲张患者多难自愈。由于发病较早，对睾丸发育的影响较大，早期导致睾丸增大，后期可导致睾丸萎缩，因此，建议早期手术治疗。

笔者结合临床经验和文献认为，青少年精索静脉曲张出现以下情况应考虑手术治疗：①Ⅲ度精索静脉曲张，无论是原发性还是继发性；②Ⅱ、Ⅲ度原发性精索静脉曲张伴反流；③出现睾丸疼痛不适、睾丸萎缩，影响学习和生活。

该患者虽然是青少年，但Ⅲ度精索静脉曲张对睾丸发育影响较大，应考虑手术治疗（图 31）。精索静脉曲张高位结扎手术相

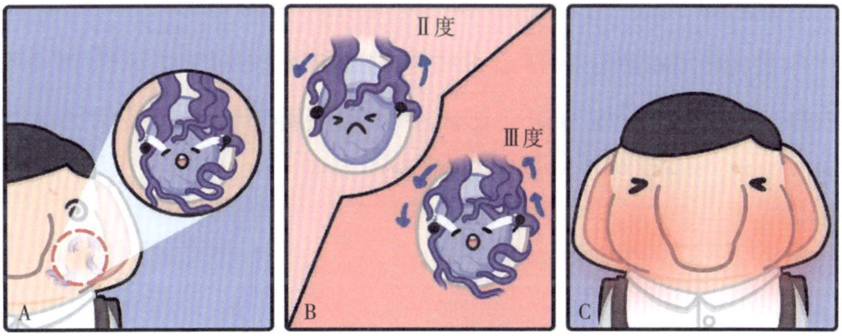


**图 31 青少年精索静脉曲张手术适应证**

注：A. Ⅲ度精索静脉曲张，无论是原发性还是继发性；B. Ⅱ、Ⅲ度原发性精索静脉曲张伴反流；C. 睾丸萎缩或增大，睾丸疼痛影响学习及生活。

对简单，创伤不大，恢复很快，不必过分担心。对于复发性精索静脉曲张和较为严重的精索静脉曲张，可考虑行精索回流血管重建（转流）术，即在常规精索静脉曲张高位结扎手术的同时，重建一条精索回流血管，及时疏通睾丸附睾的血液回流，同时降低复发概率。

（谢起根　张亚东　中山大学附属第一医院）

## 67 精索静脉曲张患者如何保护生育力？

**问题：**

我儿子 12 岁，阴囊上可摸到蚯蚓样团块，医生诊断为“精索静脉曲张”。听说此病会影响男性的生育力，请问该怎么做才能尽量减少此病对生育力的影响呢?

**回答：**

睾丸是生精的场所，也是能否生育的关键。当睾丸结构和功能正常时，生育力通常正常。

精索静脉曲张可影响生精，导致生育力下降。合适的阴囊温度和血液回流是睾丸正常生精的基础。有研究表明，睾丸温度一般为 35~36℃，此温度最利于生精。精索静脉曲张患者的睾丸温度可升高 2.6℃，其睾丸生精能力明显下降。精索静脉曲张是男性不育的重要病因，患者在手术后精液质量可明显改善。

虽然青少年的睾丸尚无生精功能或生精功能不完善，但由于发病时间早，精索静脉曲张同样可通过升高阴囊和睾丸温度、活性氧自由基和氧化应激损伤、促进凋亡等机制导致生精细胞（精母细胞、精原细胞）损害，在形态上表现为睾丸萎缩。在临床中发现不少青少年患者已出现睾丸萎缩但仍无任何症状。因此，建议青少年精索静脉曲张患者亦应早期手术，以防睾丸萎缩，保护生育力。该患者虽然还没到婚育年龄，也应尽早手术治疗。

对于青少年精索静脉曲张患者，除了手术之外，还有以下措施可保护生育力。

（1）药物治疗（图 32A）：补充抗氧化剂，如维生素 E、维生素 A、维生素 C、胡萝卜素（虾青素、角黄素、叶黄素、β-胡萝卜素等）和微量元素（硒、锌、铜、锰等）。如果青少年发现精索静脉曲张但未手术或已经合并睾丸损害，可补充抗氧化剂，促进睾丸结构和功能恢复，保护生育力。市面上常见的是复合维生素和微量元素。此外，精索静脉曲张症状主要是由静脉血液淤滞所致，通过药物改善静脉循环可从病因上保护生育力，如服用地奥司明片、迈之灵等药物可减轻静脉功能不全，从而减轻症状，保护睾丸。

（2）电生理治疗：电生理技术可有效改善盆腔、精索静脉血液循环，减轻血液瘀滞引起的阴囊不适，保护睾丸及生育力。

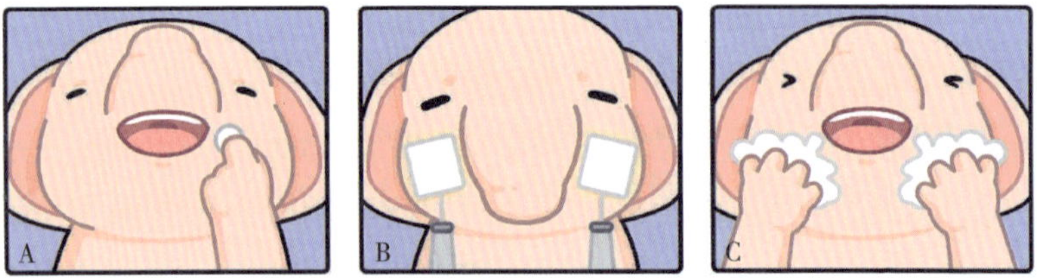


**图 32　精索静脉曲张的非手术治疗方式**

注：A. 药物治疗；B. 电生理治疗；C. 降低阴囊和睾丸温度。

(3) 降低阴囊和睾丸温度：当合并阴囊不适时，可用凉水湿敷阴囊，降低阴囊和睾丸温度，暂时保护睾丸。

青少年精索静脉曲张患者术后需继续复查有无复发，以及睾丸发育情况。有排精后可进行精液质量检测。

(谢起根　邓春华　中山大学附属第一医院)

第 6 章

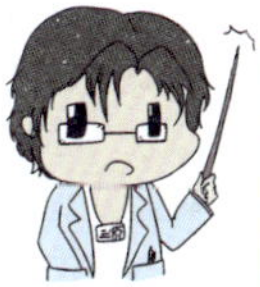

# 遗精与手淫：性骚动何处安放

## 68 经常遗精会伤身吗？

**问题：**

我今年 15 岁，几个月前开始，我经常在做“春梦”醒来时发现内裤湿了，上面可看到白色黏稠液体。有时在白天，尿道口也会自行流出白色液体。我是不是遗精了？要不要紧？

**回答：**

从主诉来看，该男孩确实是遗精。

青少年男性一般在 12 岁以后开始启动青春期性发育，开始有生精和排精能力。睾丸源源不断产生精子，成熟后在精囊内储存，需定期排泄。成人可通过性交和手淫方式排泄，故遗精较少。青少年的性卫生知识不足，如不手淫，则没有自主排精的途径。当精液较满时，在轻微性刺激下即可排精，此为遗精的发生基础。

遗精是指在没有性交和手淫的情况下精液自行排出，分为生理性遗精和病理性遗精。中医将精液自溢现象称为“遗精”或“失精”。有梦而遗者名为“梦遗”；无梦而遗，甚至清醒时精液自行滑出者为“滑精”。

生理性遗精最为常见。由于青少年性卫生知识缺乏、没有性经验、射精冲动阈值较低但精力旺盛、雄激素分泌旺盛、性幻想较多而容易做“春梦”，“春梦”过后常伴有遗精，此为正常生理现象，说明其生精和排精功能正常，无须过分紧张。随着年龄的增长，遗精频率多会逐渐下降。

病理性遗精可见于包茎、包皮过长、尿道炎、前列腺疾病等。这些疾病导致患者阴茎对外界机械刺激和性刺激更为敏感，此类遗精比生理性遗精更为频繁，甚至可在没有性幻想和刺激的情况下出现。每个月遗精次数一般不超过 4 次，频繁遗精可能会引起精神萎靡、疲倦乏力、失眠多梦、腰腿酸软、记忆力减退等不良症状，会影响青少年的正常学习和生活，但很多患者厌恶遗精而又难以控制，导致其苦恼不已。家长如发现青少年遗精频繁要及时带孩子去正规医院诊治。排除导致遗精的疾病后，部分患者可在治疗原发疾病后好转。遗精频繁需要调理，如多运动、参加社交活动、保持身心愉悦、集中精力学习、少阅读“色情小说”、不要穿太紧的内裤等均可降低遗精频率。如果调理效果不佳，应及时至医院就诊，查找导致遗精的病因。

（谢起根　高　勇　中山大学附属第一医院）

## 69 过度手淫会导致“精尽人亡”吗？

**问题：**

我今年 16 岁，1 年前学会了手淫，开始沉迷于手淫带来的满足感。后来手淫越来越频繁，难以控制，最近感觉注意力下降、疲乏、无精打采。我有点害怕，听说过度手淫会“精尽人亡”，真的会这样吗？

**回答：**

手淫是青少年男性自慰的主要方式。手淫有利于排空精液、调节身心、缓解性压力和性欲望。只要有节制且休息充足，对身体不会有太大影响。

此外，手淫有利于保持腺体通畅，减少前列腺炎的发生。但过度手淫可能会影响身心健康，如导致精神萎靡、身体乏力、焦虑、失眠，性器官出现隐痛、麻木等不适感，严重者容易罹患早泄、勃起功能障碍、前列腺炎、精囊炎、尿道炎等相关疾病，很多男性成年后出现的性功能障碍也与青少年时期过度手淫有关。

该患者最近感觉注意力下降、疲乏、无精打采，很可能是过度手淫引起。出现这种情况，建议先禁欲数天，调整手淫频率，每周不超过 1 次，同时注意锻炼身体、多休息、转移注意力，精神状态自然会慢慢恢复。不管是手淫还是以后有了性伴侣，在性生活上都要把握住度，量力而行。

至于所谓“精尽而亡”，其实是杞人忧天。性生活中猝死的人往往是因为本身患有心脑血管疾病，或者因过度劳累而体力透支，但并不是由于“精尽”而导致的死亡。虽然睾丸每天都在生精，但从一个精原干细胞到一个成熟精子的生长周期较长，大概需要3个月。如果一个男性连续射精多次，那么前几次可能会有较多的精子，后面就会明显减少，甚至没有精子，排出的精液只是精囊腺、前列腺等分泌液。因此，过度手淫可能会出现“精尽”的情况，但人不会因“精尽”而死亡。

实际上，因为男性体内有一个自我保护机制，故“精尽”的情况并不容易发生。当在短时间内连续多次射精时，男性会对性刺激暂时没有反应，导致阴茎无法勃起。正因为人体有这种自我保护机制，现实中并不会出现极高频次的连续射精。因此，“精尽而亡”是不存在的（图33）。

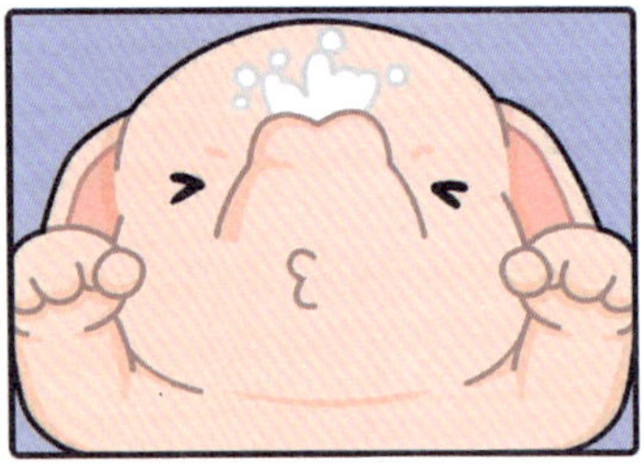

短时间多次射精

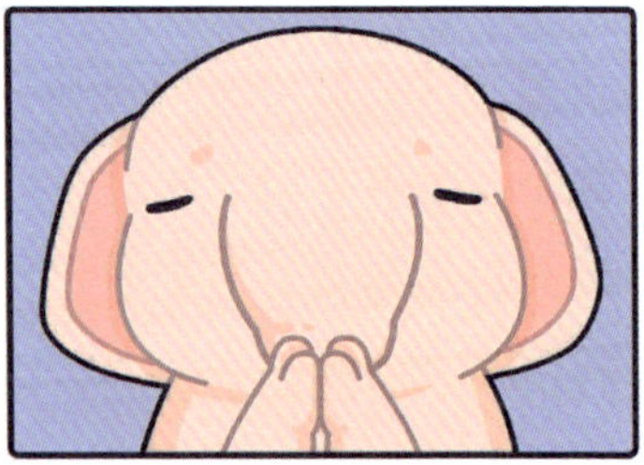

性刺激暂时没反应

图33 手淫不会导致“精尽人亡”

（高 勇 谢起根 中山大学附属第一医院）

# 70 难以控制手淫冲动怎么办？

**问题：**

我今年16岁，自从第一次手淫开始，我就欲罢不能。我几乎每天都手淫，有时甚至一天多次，之后感觉身体很疲累。有没有办法可以控制手淫冲动？

**回答：**

适度的手淫可以调节身心，缓解性压力和性欲望，只要有节制并且休息充足，对身体不会有太大影响。但频繁手淫不仅会消耗大量的精力，而且手淫过后的空虚感会导致精神不振，影响学习和工作，甚至可能会“成瘾”。因此，需要适当控制手淫频率，让阴茎和身体“休养生息”。

青春期男性精力和性欲旺盛，适量的体育运动（最好是有氧运动，如游泳、长跑等）可以发泄精力、抑制性欲，从而控制手淫冲动。此外，少读“色情小说”，少看“色情影片”，也有助于抑制性欲。如果通过上述措施仍无法抑制性欲，只能通过逐步控制手淫频率来最终控制手淫冲动，例如，从每天2次减到每天1次，再减到2天1次。

在心理方面，必须认识到手淫是青春期男性宣泄性欲的良好手段，不要压抑或觉得羞耻，可将之视为正常的生理行为，正确认识手淫反而可以控制手淫频率。

（谢起根　高　勇　中山大学附属第一医院）

## 71 发现孩子手淫怎么办？

**问题：**

我儿子 16 岁了，无意间发现他在看着“色情影片”手淫。做家长的该怎么办？

**回答：**

所有的男性通常都会手淫，从青春期到老年均是如此。适度手淫不仅能更新精子，利于身体发育，也能享受快乐时光，带来精神上的满足。手淫本身并不会对身体造成太大影响，更不是非法或不道德的。因此，若发现您的孩子手淫，应该做到以下几点（图 34）。

（1）放松心态：不要表现出惊讶、愤怒、震惊、鄙视等不良情绪，否则会让孩子产生羞耻感及自卑感。

（2）进行性卫生健康知识教育（图 34A）：帮助孩子树立正

确的性爱观，并进行有益的指导和积极的教育。告诉孩子：性是美好的，并不可耻；手淫是美好的性的开始，是正常的，是被允许的；但过度手淫会导致疲劳、乏力、注意力不集中、精力下降，导致身体和精神空虚，影响学习，应该适当控制手淫频率。

（3）指导如何正确手淫（图34B）：告诉他一些健康卫生知识。例如：①手淫前要清洁双手，避免感染；②使用纸巾，防止流出来的精液弄脏床单、衣服等；③手淫后最好洗澡，保持隐私部位清洁卫生；④注意场合，控制手淫频率；⑤需注意休息和营养。

（4）嘱其多运动，转移注意力（图34C）：若孩子因精力和性欲旺盛而无法控制手淫频率，应让其适当多运动，以消耗体力，集中精力学习，少看“色情小说”或影片。

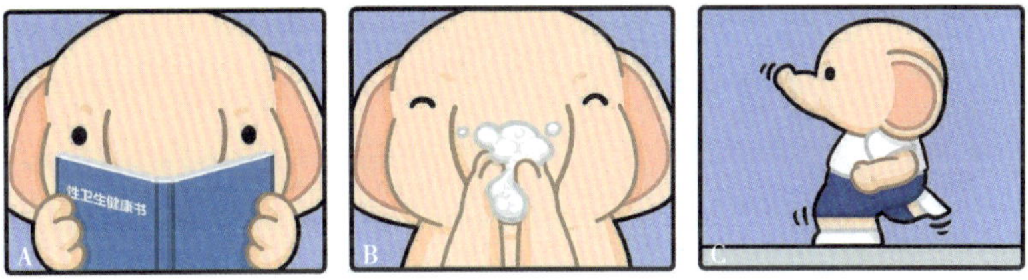


**图34　对孩子手淫的建议**

注：A. 性卫生健康知识教育；B. 注意卫生，洗净双手；C. 多运动。

（谢起根　高　勇　中山大学附属第一医院）

附录

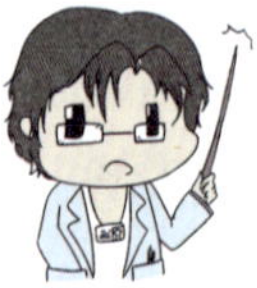

# 儿童男科医生给家长的 10 条重要忠告

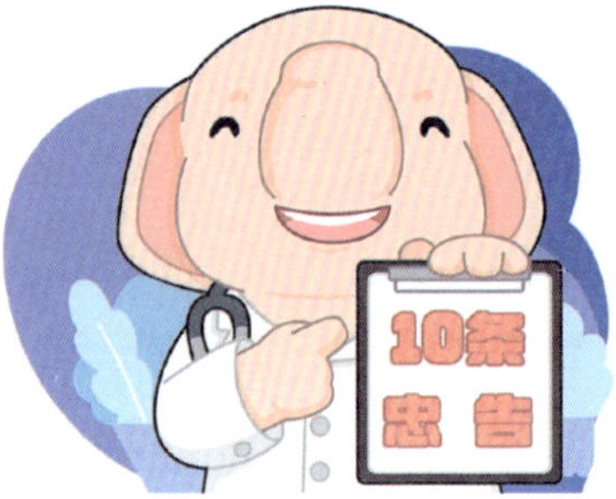


1. 包茎分为生理性包茎和病理性包茎。生理性包茎可自愈，或通过自翻包皮通常可以治愈。对于病理性包茎，则通常需要手术。

2. 关于包皮手术，只要有适应证，不论年龄大小，均可考虑行包皮环切术。随着麻醉技术的成熟，全身麻醉（简称“全麻”）的风险极低，通常不会成为手术的限制。当然如果患儿能够配合，也可应用局部麻醉（简称“局麻”）。

3. 对于尿道下裂、阴茎发育差者，不需要等到阴茎发育后再手术。实际上阴茎发育差的问题短期内不会自发改善。婴幼儿男性生殖器畸形应尽早处理，至少在学龄前完成。

4. 我国男孩出生后，阴茎平均长度为 3. 1 cm。当阴茎长度 <2. 3 cm 时，应考虑小阴茎诊断，要积极查明原因并做针对性的专业治疗。

5. “阴茎短”不一定是真的短。部分男孩的阴茎藏在皮下，显露不良，导致阴茎外观短小，实际上其阴茎发育正常，专业术语称为“隐匿阴茎”。因此，家长必须分清男孩的阴茎是“真短”还是“假短”。

6. 隐睾的最佳手术年龄是 0. 5~1. 5 岁。未降的睾丸不一定会自发降至阴囊，因此，别等到患儿长大后再处理，否则易出现睾丸萎缩导致不育，甚至发生睾丸癌变。

7. 睾丸扭转是需要跟时间赛跑的外科急症。一旦发生睾丸扭转，必须及早就医，不得延误，发病 6 小时内是最佳救治时间。若扭转超过 24 小时，多会发生睾丸坏死或萎缩。

8. 婴幼儿期是睾丸肿瘤的高发时期之一。当家长发现男孩的阴囊增大，或摸到阴囊内有质地很硬的包块时，需警惕睾丸肿瘤可能，应尽早去医院排查。

9. 长期“蛋疼”非小事，很可能是患了精索静脉曲张，如不及时合理治疗，可能会断送孩子的未来“性福”和生育能力。

10. 对于严重外生殖器畸形和复杂的儿童男科疾病，最好做染色体和基因检测，获得精准诊治，以免出现一直将其当作女孩抚养，导致其性别定位不清的情况。

（谢起根　中山大学附属第一医院）